中国科学院教材建设专家委员会规划教材
全国高等院校实验教学示范中心实验教材

供临床、预防、基础、护理、影像、检验、麻醉、中医、中西医结合、口腔、药学、法医等专业使用

组织学与胚胎学
精编实验教程

主　编　黄安培

编　者　（按姓氏笔画排序）

文晓红　杜巳萍　李　静

杨正伟　张仁东　赵圆宇

郭　洋　黄安培　彭　彬

科学出版社

北　京

内　容　简　介

　　本书为医学组织学与胚胎学实验教材,全书共17单元,第1单元介绍组织学与胚胎学基本实验技能,第2~15单元为组织学实验内容,第16~17单元为胚胎学实验内容,书末附录为组织学标本复习要点、思考题参考答案,并附组织学与胚胎学模拟试题2套和参考答案。

　　本书在照顾整个知识体系的同时,部分打破了理论教材的章节限制,使有关内容比较有机地融合在一起,既减少标本的重复观察,节省学时,又可以使知识融会贯通。

　　本书的编写重在精练和实用,对结构的描述尽量符合标本的实际情况,并适当配以彩色插图。每个单元先提出与实验密切相关的思考题,每张标本观察之后附有镜下绘图指导,每个单元之后附有主要的英文词汇。这些都能对学生观察标本、完成实验报告和提高综合能力起到确实的指导作用。

　　本书供医学各专业层次的组织学与胚胎学实验教学选用,也可供相关学科参考使用。

图书在版编目 (CIP) 数据

组织学与胚胎学精编实验教程 / 黄安培主编 . —北京:科学出版社,
2010. 8

(中国科学院教材建设专家委员会规划教材)

ISBN 978-7-03-028534-8

Ⅰ. 组⋯ Ⅱ. 黄⋯ Ⅲ. ①人体组织学-实验-医学院校-教材②人体胚胎学-实验-医学院校-教材 Ⅳ. R32-33

中国版本图书馆 CIP 数据核字(2010)第 154388 号

策划编辑:邹梦娜　李国红 / 责任编辑:秦致中　邹梦娜 / 责任校对:桂伟利
责任印制:赵　博 / 封面设计:黄　超

科学出版社 出版
北京东黄城根北街 16 号
邮政编码:100717
http://www.sciencep.com

天时彩色印刷有限公司 印刷
科学出版社发行　各地新华书店经销

*

2010 年 8 月第　一　版　　开本:787×1092　1/16
2017 年 1 月第八次印刷　　印张:7
字数:158 000

定价:29.00 元
(如有印装质量问题,我社负责调换)

前　　言

　　组织学与胚胎学是实践性很强的学科,学生只有联系理论进行实验观察,才能正确认识人体的微细结构和人体胚胎发育的形态变化。学生在实验中不但能验证与巩固理论知识,而且可加深和扩大对理论的理解,同时培养自己观察、比较、分析和综合各种客观现象的科学思维方法、实事求是的科学态度与独立工作的能力。

　　本实验教程的编写重在精练和实用,能对学生观察标本、完成实验报告和复习标本起到确实的指导作用。对结构的描述尽量符合标本的实际情况,并适当配以彩色插图,帮助学生理解和寻找典型结构。

　　本实验教程在适当照顾整个知识体系系统性的同时,部分打破了理论教材的章节限制,使有关内容比较有机地融合在一起,既可以减少标本的重复观察,节省学时,又可以使学生的知识融会贯通,更好地理解人体是一个统一的有机体。在组织学实验部分,打破基本组织与器官系统的截然界限,把基本组织的若干内容融合到相关的器官系统中。胚胎学实验部分,把各个系统的发生融合到一起观察,有利于学生理解各个器官系统在发生的时间和空间上的关系。

　　每个单元开始先提出与实验密切相关的思考题,便于学生带着问题去预习和观察思考,也有利于开展"以问题为基础的教学(PBL)"和"问题—讨论—指导的教学(PDG)"。

　　每张标本观察之后附有镜下绘图指导,指明绘图重点,标注结构名称,有利于学生做重点观察和较好地完成实验报告。

　　每个单元之后附有主要的英文词汇,便于学生重点掌握,也便于开展双语教学。

　　书末附有组织学标本复习要点、思考题参考答案,便于学生有重点地复习标本,并附组织学与胚胎学模拟试题2套和参考答案,便于学生复习。

　　本实验教程列出的内容,在实际上课时根据不同专业会有一些调整,有些可能不观察,有些只是示教,有些内容要合并。因此要配合教学大纲和教学计划使用本实验指导。

　　由于我们水平有限,尤其是部分打破了理论教材章节的限制,这还是首创,肯定存在若干不足之处,请各位教师和同学在使用过程中提出宝贵意见,以便再版时修正。

川北医学院组织学与胚胎学教研室　黄安培

2010年5月

目　　录

目 录

第1单元　组织学与胚胎学基本实验技能

一、目 的 要 求

1. 明确实验课前的准备工作和实验室规则。
2. 掌握显微镜的正确使用方法和显微镜标本的观察方法。
3. 掌握镜下绘图方法。
4. 了解石蜡切片和 HE 染色标本的制作方法

二、思 考 题

1. 实验课前必须做好哪些准备工作？
2. 你怎样保证不损坏和遗失标本？
3. HE 染色的标本可看到细胞的哪些结构？各被什么染料染色？染成什么颜色？是嗜酸性或嗜碱性？

三、学生实验守则

1. 实验课前必须很好地复习有关理论课的内容。
2. 实验前必须准备好各种实验用具：显微镜、标本、教材、实验教程、笔记、绘图用具等。
3. 进入实验室必须衣着整洁，必须穿好工作服。
4. 按时上下课，不得迟到早退和无故缺席。
5. 室内要经常保持整齐、清洁和安静，不得谈笑喧哗，走路要轻，不得随地抛弃纸屑废物。
6. 随时注意桌面整齐清洁。桌面的左边放显微镜和标本盒，右边放学习用具和绘图用具，其他东西一律放在抽屉里和柜子里。
7. 爱护公物，不得擅自移换和拆卸显微镜，公物用后归还原处，如遇损坏，必须及时报告教师。
8. 爱护标本和模型，防止损坏和遗失。实验时，标本不得乱放，以防损坏。实验结束时务必记住把显微镜上的标本取下来，以免遗失。
9. 实验过程中要对照实验教程、教材和图谱一边观察，一边思考，务必达到实验的目的要求，必须能正确回答实验教程上的思考题。
10. 实验结束前，应打扫清洁，关好水电门窗。

四、正确使用显微镜

1. 认清物镜的低倍、高倍和油镜，掌握各镜头的转换规律。

2. 认清粗调节轮、微调节轮及其旋转方向。

3. 看镜时,身体坐正,左眼观察,右眼看实验教程、记录、绘图等。

4. 对光:注意打开光栏,升高聚光镜,仔细拨动反光镜,务必使整个视野明亮均匀。

5. 放置标本时,务必正面朝上。

6. 观察顺序:肉眼—低倍—高倍,必要时再用油镜,不能一开始就用高倍镜或油镜。特别强调多用低倍镜,因低倍镜视野广而清晰,便于观察组织和器官的一般特征。实验课内容中只有观察血涂片才用油镜,其他一律不用油镜。油镜的使用方法在观察血涂片时介绍。

7. 若发现镜头不干净,禁用口吹和手抹,要用所发的拭镜纸擦拭,必要时可用拭镜纸沾少量二甲苯擦拭,再用干拭镜纸擦净。

五、观察显微镜标本的注意事项

1. 复习理论,掌握特点。

2. 先观察标本整体,再观察局部,寻找典型结构。

3. 理解立体和切面的关系:理论课一般以全面和立体的观点讲解,但在切片上却只能看到某一个切面的图像。由于切片位置和方向不同,同一结构在不同的切面看到的图像也会不同,因此要善于应用空间思维能力,从立体结构理解切面图像,再将切面图像还原为立体结构。

4. 理解结构和功能的关系:同一器官生理状态不同,其表现形态会有差异。如甲状腺滤泡上皮细胞当功能活跃时细胞变高,功能不活跃时变矮。

5. 注意标本的取材和染色方法。有些标本取材于动物,其形态结构与人的可能不完全一致。同一标本的染色方法不同,会出现不同的颜色。如细胞核 HE 染色时呈紫蓝色,而用碱性复红染色却呈红色。

6. 注意标本中的人工假象。制片和染色过程中可能会出现标本的皱缩、裂隙、刀痕、染料残渣等,有的标本时间长了会有不同程度的褪色等,在观察时都应加以识别。

六、镜下绘图要求

1. 必须首先充分理解和看懂整个标本,然后按要求绘图。

2. 主题内容应尽量选择比较齐全和比较典型的形态结构,并将其置于视野中央。

3. 一般用粉红和紫蓝色铅笔绘图,画的形态结构和色彩应忠实于镜下形态,禁止照书本画图。

4. 画毕校对图与镜下结构无误后。用黑色铅笔画平行直线标出各结构名称,标线和注字一律在图的右边,注字必须规整,上下对齐。在图的上方标明实验名称,图的下方标明主题内容、标本取材、染色、放大倍数。

七、石蜡切片和 HE 染色标本制作方法简介

1. 取材　材料愈新鲜愈好,一般死后应不超过 6 个小时,材料长宽高一般不超过 0.5 厘米。

2. 固定　常用 10％福尔马林固定 24 小时。固定的目的是防止腐败和自溶以保持细胞组织的原有结构。然后用流水冲洗以洗去固定剂。

3. 脱水　经过 70％、80％、90％、95％、100％乙醇各 6～12 小时。因水与石蜡不能混合,故脱水是为了引进石蜡。

4. 透明　二甲苯中 6～12 小时。

5. 浸蜡　脱水、透明后的组织块放入融化的石蜡中在温箱中浸泡 1～2 小时。

6. 包埋　将温热之石蜡自温箱中取出,使组织块凝固其中。包埋是用石蜡给组织适当硬度便于切片。

7. 切片　将含有组织的石蜡块用切片机切成厚约 5～8 微米薄片。

8. 贴片　将切片在温水中展开,然后贴在涂有蛋白甘油的载玻片上,在温箱中烤干。

9. 染色　将切片依次放入。

(1) 二甲苯中 10 分钟去蜡。

(2) 100％、95％、90％、80％、70％乙醇、蒸馏水中各 2 分钟水化。

(3) 苏木素水溶液中 5～10 分钟,主要使细胞核染成紫蓝色。

(4) 盐酸乙醇分色数秒钟,以便细胞质上颜色消失。

(5) 流水洗数分钟以除去余酸,再入蒸馏水中顷刻。

(6) 入 70％、80％、90％乙醇中各 2 分钟。

(7) 入 90％乙醇伊红中 2～3 分钟,使细胞质染成红色。

(8) 95％乙醇中分色,至无红色由组织上脱下为止。

(9) 100％乙醇中 2 分钟。

(10) 二甲苯中 30 分钟。

10. 封藏　标本自二甲苯中取出后,滴以树胶,然后盖上盖玻片,待干后即可观察并长期保存。

染色结果:细胞核染成紫蓝色,细胞质及细胞外基质一般染成粉红色。

八、英 文 词 汇

histology　组织学

embryology　胚胎学

tissue　组织

extracellular matrix　细胞外基质

basophilia　嗜碱性

acidophilia　嗜酸性

(杜巳萍　黄安培)

第 2 单元　上皮组织(epithelial tissue)和固有结缔组织(connective tissue proper)

一、目 的 要 求

1.掌握六种被覆上皮的分布和形态结构。
2.掌握疏松结缔组织的组成及结构特点。
3.了解致密结缔组织、脂肪组织和网状组织的结构特点。

二、思 考 题

1.如何根据上皮的分布和结构特点在器官的切片中找到上皮组织?
2.在 HE 染色的切片上如何区别假复层柱状纤毛上皮、未角化的复层扁平上皮和变移上皮?
3.在铺片上可看到疏松结缔组织的哪些纤维?哪些细胞?各有何特点?

三、观 察 标 本

(一) 单层扁平上皮(simple squamous epithelium)和单层立方上皮(simple cuboidal epithelium)

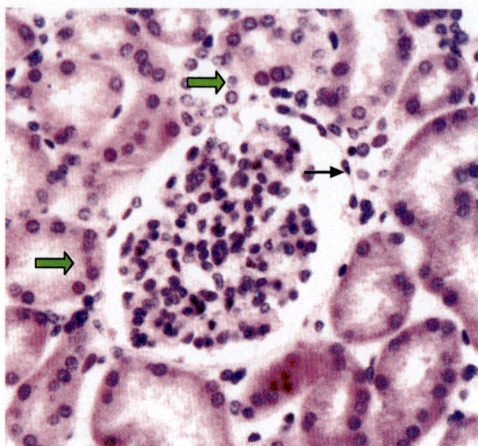

图 2-1　单层扁平和单层立方上皮
(肾切片,HE,高倍)

↑单层扁平上皮;⬆单层立方上皮

标注:单层扁平上皮,游离面,基底面;单层立方上皮,游离面,基底面。

【片号】
【取材】　肾脏切片
【染色】　HE
【低倍镜观察】　在标本中寻找密集的细胞团即血管球。血管球周围有一腔叫肾小囊腔,腔的外侧壁即肾小囊壁层,为单层扁平上皮构成。血管球周围大量圆形或椭圆形的管道断面,为肾小管,管壁由单层立方上皮构成。
【高倍镜观察】　肾小囊壁层细胞很薄,分界不清。细胞质染成粉红色,连成细线状。细胞核呈椭圆形,染成紫蓝色,凸向肾小囊腔。肾小管上皮细胞一般呈立方形,胞核圆,位于细胞中央,染成紫蓝色;胞质呈粉红色。
【高倍镜下绘图】
名称:单层扁平上皮和单层立方上皮

（二）单层柱状上皮(simple columnar epithelium)和疏松结缔组织(loose connective tissue)

【片号】

【取材】　回肠切片

【染色】　HE

【肉眼观察】　标本的一面染蓝色,起伏不平,仔细观察有许多细小突起及小肠绒毛。

【低倍镜观察】　绒毛表面为单层柱状上皮覆盖,绒毛内部主要是疏松结缔组织。

【高倍镜观察】　上皮细胞排列紧密,细胞质染成粉红色,细胞界限不清,细胞核长椭圆形位于细胞基部,染紫蓝色。在柱状细胞游离缘可见一条粉红发亮的带状结构,即纹状缘。柱状细胞之间还可见一些空泡状的细胞即杯状细胞。

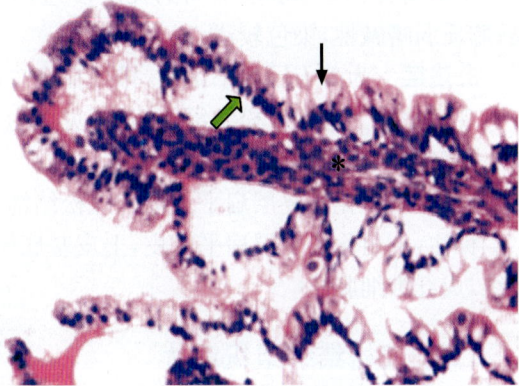

图 2-2　单层柱状上皮和疏松结缔组织
（小肠绒毛,HE,高倍）

⬆ 单层柱状上皮;↑杯状细胞;* 疏松结缔组织

　　观察绒毛内部的疏松结缔组织,可见较多紫蓝色的细胞核,不易辨认是哪种细胞,但主要是成纤维细胞的细胞核。细胞之间可见少量胶原纤维(呈粉红色丝状)。

【高倍镜下绘图】

　　名称:单层柱状上皮和疏松结缔组织

　　标注:单层柱状上皮,基底面,游离面的纹状缘,杯状细胞;疏松结缔组织,胶原纤维,成纤维细胞核

（三）未角化的复层扁平上皮(non-keratinized stratified squamous epithelium)和疏松结缔组织

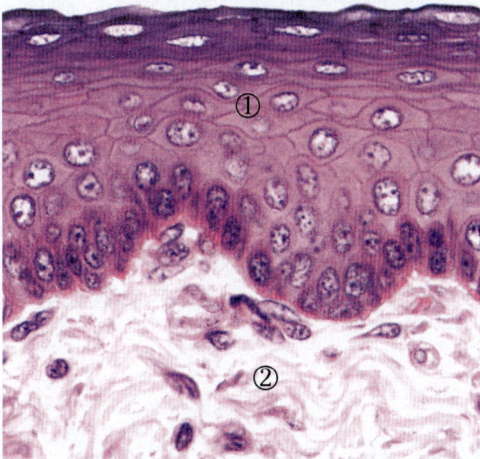

图 2-3　未角化的复层扁平上皮和疏松结缔组织
（食管切片,HE,高倍）

①未角化的复层扁平上皮;②疏松结缔组织

【片号】

【取材】　食管切片

【染色】　HE

【肉眼观察】　标本染色较深的一面为黏膜面,其表面染深蓝色的部分为未角化的复层扁平上皮,上皮深面染淡红色结构即为疏松结缔组织。

【低倍镜观察】　上皮较厚,由多层细胞组成,上皮基部与深层结缔组织交界处凹凸不平。紧挨上皮的薄层结缔组织与小肠绒毛内部的结缔组织相似,其深面是一薄层染色稍红或稍淡的平滑肌即黏膜肌。黏膜肌深面为黏膜下层,是较典型的疏松结缔组织。

【高倍镜观察】　上皮细胞的排列大致可

分为三层：

1. **基底层**　为一层低柱状细胞，细胞较小，较整齐地排列在基膜上，胞核椭圆形，位于细胞基部，染色较浅；胞质嗜碱性，染紫蓝色。

2. **中间层**　为基底层上面的几层多边形细胞，胞体较大，细胞界限较清楚；胞核圆，深染；胞质弱嗜碱性，染色较浅。

3. **浅层**　为若干层扁平细胞，排列在上皮浅面；核呈扁平梭形，染色深

观察黏膜下层的疏松结缔组织，可见细胞和纤维都比较分散，空白处即为**基质**。

【高倍镜下绘图】

名称：未角化的复层扁平上皮和疏松结缔组织

标注：未角化的复层扁平上皮，上皮基底层，上皮中间层，上皮浅层，疏松结缔组织，胶原纤维，成纤维细胞核

（四）疏松结缔组织铺片

【**片号**】

【**取材**】　大白鼠台盼蓝注射后取皮下组织铺在载玻片上。

【**染色**】　醛复红和伊红复合染色，有的标本经苏木素复染。

【**低倍镜观察**】　由于标本是手工铺成，故厚薄不一。选择标本较薄处（透光度较好、各结构较清晰之处）观察，可见许多交叉成网的纤维和散在于纤维之间的细胞，纤维和细胞之间的间隙为无定形的基质所充填。

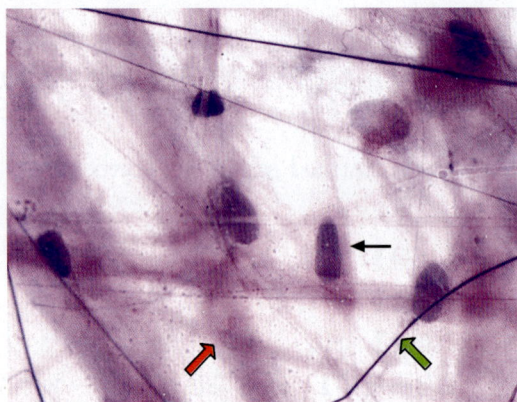

图 2-4　疏松结缔组织铺片
（醛复红和伊红复合染色，苏木素复染，油镜）

⬆胶原纤维；⬆弹性纤维；⬆成纤维细胞

【**高倍镜观察**】

1. **胶原纤维**　粉红色，较粗，直行或波浪状，交叉排列。有时可见纤维内有更细的纵纹即胶原原纤维。

2. **弹性纤维**　紫蓝色，细丝状，彼此交叉成网，由于弹性回缩末端常卷曲。

3. **成纤维细胞**　数量较多。胞体大，轮廓不清；核较大呈椭圆形，染粉红色（经苏木精复染的标本细胞核呈紫蓝色）。细胞外隐约可见浅粉红色的胞质，但很多细胞的胞质看不见而仅有一个椭圆形细胞核。

4. **巨噬细胞**　细胞核较小较圆，染深红色（经苏木素复染的标本细胞核呈紫蓝色）。细胞质中有很多蓝色的吞噬颗粒。

【高倍镜下绘图】

名称：疏松结缔组织铺片

标注：胶原纤维，弹性纤维，成纤维细胞，巨噬细胞，基质。

四、示　教

(一) 假复层纤毛柱状上皮(pseudostratified ciliated columnar epithelium)

【取材】　气管切片

【染色】　HE

【高倍镜观察】　气管腔面由假复层纤毛柱状上皮覆盖。上皮的游离面有纤毛,呈粉红色的细丝。细胞高矮不一,细胞核排列在不同高度,像复层上皮。

(二) 变移上皮(transitional epithelium)

【取材】　膀胱切片

【染色】　HE

【高倍镜观察】　变移上皮由数层细胞组成,细胞间界限清楚。表层细胞(盖细胞)较大,呈立方形或低柱状,有 1~2 个细胞核,位于细胞中央;胞质嗜酸性,染粉红色,游离面一侧的胞质浓缩而染深红色,称壳层。

(三) 浆细胞(plasma cell)

【取材】　疏松结缔组织切片

【染色】　HE

【高倍镜观察】　细胞呈卵圆形,核圆形,位于细胞一端,染色质呈粗块状沿核膜放射状分布,故细胞核呈车轮状;胞质嗜碱性,在胞核附近有浅染区。

(四) 肥大细胞(mast cell)

【取材】　疏松结缔组织铺片

【染色】　甲苯胺蓝染色

【高倍镜观察】　胞体椭圆形;胞核也呈椭圆形,位于细胞中央,不染色;胞质内充满了大小一致、分布均匀的紫色颗粒。

(五) 规则的致密结缔组织(regular dense connective tissue)

【取材】　肌腱纵切面

【染色】　HE

【高倍镜观察】　红色的胶原纤维束平行排列。纤维束间成纤维细胞(腱细胞)也成行排列。

(六) 不规则的致密结缔组织(irregular dense connective tissue)

【取材】　皮肤切片

【染色】　HE

【高倍镜观察】　皮肤的真皮为不规则的致密结缔组织,可见许多红色的胶原纤维束纵横交错,排列紧密,其中呈条状的为胶原纤维束的纵切面,呈点块状的为胶原纤维束的横切面。纤维束间散布紫蓝色的细胞核,主要是成纤维细胞的细胞核。

（七）脂肪组织（adipiose tissue）

【取材】　皮肤切片

【染色】　HE

【高倍镜观察】　皮肤的皮下组织含有多少不等的脂肪组织，由成群的脂肪细胞构成。脂肪细胞呈空泡状，细胞核扁，位于细胞边缘，大量的脂肪细胞被疏松结缔组织分隔成群。

（八）网状组织（reticular tissue）

【取材】　淋巴结切片

【染色】　硝酸银染色，伊红复染。

【高倍镜观察】　棕黑色丝状结构为网状纤维，粗细不等，弯曲走行，有分支并吻合成网。网状细胞染成粉红色，呈星形多突状，突起互相连接成网；细胞核圆，在此标本看不清。

五、电 镜 照 片

【SEM 照片】

1. 纤毛和微绒毛的形态。

2. 正在吞噬红细胞的巨噬细胞。

【TEM 照片】　示胶原纤维、成纤维细胞、巨噬细胞、肥大细胞和浆细胞的超微结构。

六、英 文 词 汇

simple squamous epithelium　单层扁平上皮

endothelium　内皮

mesothelium　间皮

simple cuboidal epithelium　单层立方上皮

simple columnar epithelium　单层柱状上皮

goblet cell　杯状细胞

pseudostratified ciliated columnar epithelium　假复层纤毛柱状上皮

stratified squamous epithelium　复层扁平上皮

transitional epithelium　变移上皮

microvillus　微绒毛

cilium　纤毛

tight junction　紧密连接

intermediate junction　中间连接

desmosome　桥粒

gap junction　缝隙连接

basement membrane　基膜

connective tissue　结缔组织

fibroblast　成纤维细胞

macrophage　巨噬细胞

plasma cell　浆细胞

mast cell　肥大细胞

fat cell　脂肪细胞

collagenous fiber　胶原纤维

elastic fiber　弹性纤维

reticular fiber　网状纤维

ground substance　基质

reticular cell　网状细胞

（彭　彬　黄安培）

第3单元 骨(bone)和血液(blood)

一、目的要求

1. 掌握密质骨的组成和结构。
2. 掌握油镜的使用方法;掌握血液各有形成分的形态结构。
3. 了解骨发生的过程及各阶段的结构特点。

二、思考题

1. 骨陷窝、骨小管、中央管和穿通管内各装的什么结构。
2. 在长骨发生切片上,如何根据其形态结构特点来划分长骨纵向生长过程中所形成的四个区?
3. 根据什么将白细胞分为两大类? 各包括哪些细胞? 各有何结构特点?

三、观 察 标 本

(一) 密质骨(compact bone)

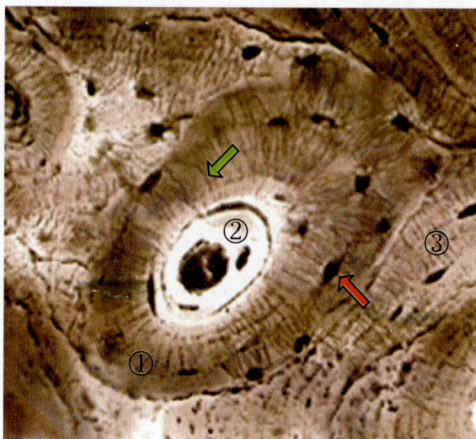

图 3-1 密质骨(人指骨骨干横切片,高倍)
①骨单位;②中央管;③间骨板; ➡ 骨陷窝; ⬆ 骨小管

【片号】
【取材】 人指骨骨干横切片
【染色】 硫堇-苦味酸染色
【低倍镜观察】 骨的外表面较整齐,有几层与骨外表面平行的**外环骨板**,但因切片较厚,往往不易看清。内表面有几层与骨髓腔面平行排列的**内环骨板**,较薄而不规则,也不易看清。内外环骨板之间有许多呈同心圆排列的**哈弗斯骨板**,其中央有一小管为**中央管**。哈弗斯骨板和中央管一起称为**骨单位**。中央管内有血管、神经、淋巴管穿行,染棕黑色,如这些结构制片时脱落了,则中央管呈空白状。骨单位之间以及骨单位与内外环骨板之间充填许多弧形的或不规则的骨板叫**间骨板**。在骨板内或骨板间可见一些梭形的棕黑色小点或无色亮点,即**骨陷窝**。

标本中还可见一些斜行或横行的管道,连接于中央管之间,这就是**穿通管**(福克曼管),也是血管、神经的通道。

【高倍镜观察】 骨陷窝呈椭圆形,向四周放射状发出许多棕黑色细丝状结构,为**骨小管**

(内装什么?)。

【高倍镜下绘图】

名称:密质骨

标注:骨单位、中央管、哈弗斯骨板,骨陷窝,骨小管,间骨板,穿通管

(二) 长骨的发生

【片号】

【取材】 胎儿指骨脱钙后纵切片

【染色】 HE

【肉眼观察】 染紫蓝色膨大的一端为骺端,粉红色细长部分为骨干。

【低倍镜观察】 骺端为透明软骨,中央有一染色较红的区域,为次级骨化中心,其内可见血管和血细胞,在次级骨化中心周围有一些较小的含血管和血细胞的区域,为骨化中心向四周的发散部分。从次级骨化中心向骨干方向观察,依次可见软骨性骨发生的四个阶段。

图 3-2　长骨的发生(胎儿指骨纵切片,HE,油镜)

* 骨小梁;↑ 成骨细胞;↑ 破骨细胞

1. 软骨储备区　软骨细胞和软骨陷窝(软骨细胞所在的腔隙)都很小,散布于软骨基质中。

2. 软骨增生区　软骨细胞增大,软骨细胞因分裂繁殖而数量增多,且沿骨干长轴成行排列。

3. 软骨钙化区　软骨细胞肥大,核固缩,逐渐退化死亡;软骨陷窝膨大,有的陷窝已无软骨细胞,而成空腔;软骨基质因钙盐的沉着而呈深蓝色。

4. 成骨区　钙化的软骨基质被破坏后留下一些不规则的腔隙,血管侵入后成为初级骨髓腔,其内充满血细胞。成骨细胞成单行排列在残存的钙化软骨基质表面,并形成粉红色的骨组织,骨组织内可见骨陷窝。由残存的钙化软骨基质和表面的骨组织一起构成过渡型骨小梁。

骨干外表面为致密结缔组织构成骨膜,骨膜下染红色的骨组织为骨领,骨领内外表面可见单行排列的成骨细胞。

【高倍镜观察】

成骨细胞:成单行排列在骨小梁表面,立方或低柱状,胞质嗜碱性。

破骨细胞:位于骨小梁凹陷处的表面,单个存在,胞体大,圆形或椭圆形,细胞内有多个紫蓝色细胞核位于细胞中央,胞质嗜酸性染红色。

【低倍镜下绘图】

名称:长骨的发生

标注:次级骨化中心,软骨储备区,软骨增生区,软骨钙化区,成骨区,软骨细胞,软骨陷窝,初级骨髓腔,骨小梁,成骨细胞,破骨细胞,骨领,骨膜。

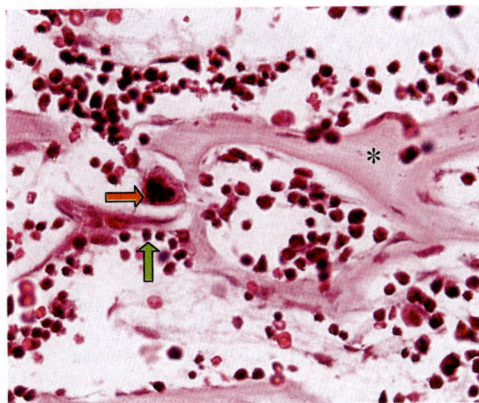

（三）血液（blood）

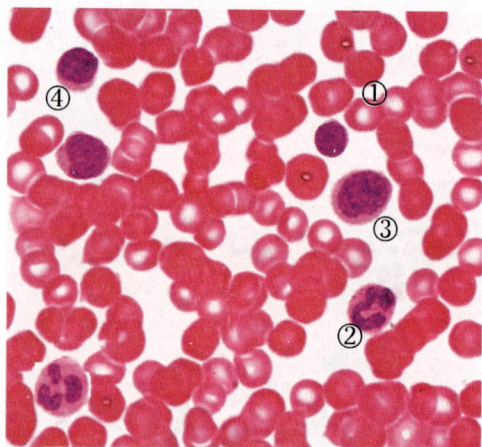

图 3-3　血涂片（Wright 染色，油镜）
①红细胞；②中性粒细胞；③单核细胞；④淋巴细胞

【片号】
【取材】　人血涂片
【染色】　Wright 染色
【低倍镜观察】　涂片中有大量橘红色（未滴油时为黑色）、发亮的小颗粒即为红细胞，散在于红细胞之间有少量有核的白细胞。选择涂片薄、白细胞较多处换高倍镜观察。
【高倍镜观察】　红细胞无核，数量多；白细胞有核，数量少。将一个白细胞移至视野中央油镜观察。
【油镜观察】　移开高倍镜头，正对光栏孔滴 2～3 滴香柏油（镜油）于血膜上，将油镜头（×100 的物镜头）转换过来，左右转动一下油镜头，使镜油与油镜头充分接触，仔细调节微调节轮，使图像清晰。此时观察和辨认视野中的红细胞和白细胞，然后徐徐移动视野，寻找和辨认各种成分。

1. 红细胞　数量最多，圆形，无细胞核，胞质嗜酸性染红色，细胞边缘染色较深，中央染色较浅（为什么？）。

2. 中性粒细胞　数量较多，圆球形，直径较红细胞略大。核染色较深，呈杆状或分叶状，每叶核之间有染色质丝相连。胞质内充满了细小的浅红色和淡紫色颗粒。

3. 嗜酸粒细胞　数量较少，圆球形，较中性粒细胞为大。核常分叶呈"八字形"，染色深；胞质内充满了大小一致、分布均匀的粗大的橘红色颗粒，颗粒折光性较强而发亮，在褪色的标本上颗粒的染色较浅，但仍然发亮。

4. 嗜碱粒细胞　数量很少，几乎找不到。细胞呈圆球形，与中性粒细胞差不多大；核呈"S"形或不规则形，染色较浅，常不易分辨；胞质内有大小不等、分布不均匀的紫蓝色颗粒，细胞边缘颗粒较清楚，中央的颗粒常将胞核掩盖。

5. 淋巴细胞　数量较多，外周血中以小淋巴细胞数量最多，其直径与红细胞相似；中淋巴细胞较少。淋巴细胞呈圆形；核大，圆形，核一侧常有一小凹陷，核染色很深，常见一些块状的染色质。胞质很少，仅薄薄的一层包在胞核外面，染成天蓝色，有时因胞质收缩而看不到胞质窄缘，好像只有一个裸露的细胞核一样。

6. 单核细胞　数量较少，是血液中最大的细胞。胞体呈圆或椭圆形；核呈肾形或马蹄形，偏于细胞的一侧，染色较浅；胞质丰富，染成灰蓝色，含有淡紫色细小的嗜天青颗粒。

7. 血小板　成群分布于血细胞之间，呈星形、多角形或椭圆形，大小不等。因血小板不是细胞而仅仅是一些胞质碎块，所以无细胞核。胞质内有细小的紫蓝色颗粒，即血小板颗粒。

观察完毕，用干拭镜纸轻轻拖去标本上的镜油。镜头则先用干拭镜纸揩去镜油，再用二甲苯和干拭镜纸擦拭干净。

【油镜下绘图】
名称：血涂片

标注:红细胞,中性粒细胞,嗜酸粒细胞,淋巴细胞,单核细胞,血小板。

(四) HE 染色切片中的血细胞

【片号】
【取材】　中等动、静脉横切片
【染色】　HE
【低倍镜观察】　标本中有两个或三个
管道断面,其中一个管壁厚,管腔较小而圆
(也可不圆)的是中动脉,另外一个或两个
管壁厚、管腔较大而不规则的是中静脉。
在中动脉或中静脉的管腔内可见红色粒状
物,因折光较强而发亮,这些红色颗粒即
HE 染色切片中的红细胞。

【高倍镜观察】　红细胞无核,胞质呈
红色,折光较强而有些发亮。红细胞间可
见一些有核的白细胞,但不能分辨是哪一
种白细胞。

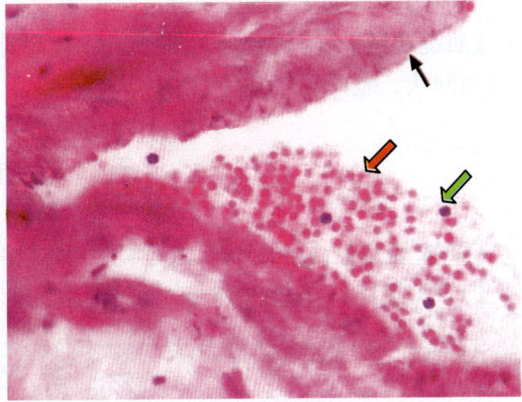

图 3-4　HE 染色的血细胞(中静脉切面,高倍)

↑ 血管内皮;↑ 红细胞;↑ 白细胞

【高倍镜下绘图】
名称:HE 染色切片中的血细胞
标注:红细胞,白细胞,血管内皮,血管壁结缔组织。

四、示　　教

(一) 网织红细胞(reticulocyte)

【取材】　人血涂片
【染色】　煌焦油蓝染色
【油镜观察】　网织红细胞比成熟红细胞略大,无细胞核,但胞质内有紫蓝色细丝或细
粒,是由没有消失的核蛋白体聚集而成的。

(二) 嗜碱粒细胞(basophilic granulocyte)

【取材】　人血涂片
【染色】　Wright 染色
【油镜观察】　细胞呈圆形,核呈“S”形或不规则,胞质内许多大小不一、分布不均的紫蓝
色颗粒,有的颗粒遮盖了细胞核。

(三) 早幼红细胞

【取材】　人骨髓涂片
【染色】　Wright 染色
【油镜观察】　胞体较大,呈圆形;胞核较大,约占胞体的 1/2,呈圆形,位于细胞中央,染
色质呈粗粒状。胞质强嗜碱性,染成蓝色。

（四）早幼粒细胞

【取材】 人骨髓涂片

【染色】 Wright 染色

【油镜观察】 胞体较大,呈圆形;胞核呈卵圆形,约占胞体的 1/2,位于细胞中央,染色质呈粗网状。胞质弱嗜碱性,染成淡蓝色。

五、电 镜 照 片

【SEM 照片】 示红细胞、血小板、B 和 T 淋巴细胞。

【TEM 照片】 示单核细胞、淋巴细胞、中性和嗜酸粒细胞。

六、英 文 词 汇

osseous tissue 骨组织

bone matrix 骨基质

osteoid 类骨质

osteocyte 骨细胞

osteoblast 成骨细胞

osteoclast 破骨细胞

erythrocyte 红细胞

reticulocyte 网织红细胞

leukocyte 白细胞

neutrophilic granulocyte 中性粒细胞

eosinophilic granulocyte 嗜酸粒细胞

basophilic granulocyte 嗜碱粒细胞

monocyte 单核细胞

lymphocyte 淋巴细胞

blood platelet 血小板

（彭　彬　黄安培）

第4单元　神经组织（nervous tissue）

一、目 的 要 求

1. 掌握神经元的形态结构。
2. 掌握有髓神经神经纤维纵横切面的形态结构；了解神经的结构。
3. 了解触觉小体、环层小体、肌梭和运动终板的结构特点。

二、思 考 题

1. 光镜下观察神经元胞体有何特殊结构？其实质是什么？有何功能？
2. 树突与轴突在结构上有何区别？何为轴丘？如何识别？
3. 髓鞘是如何形成的？有何功能？在 HE 染色切片上髓鞘为何呈空泡状？

三、观 察 标 本

（一）神经元（neuron）和神经胶质细胞（neuroglial cell）

【片号】

【取材】　脊髓横切片

【染色】　HE

【肉眼观察】　脊髓中央呈蝶形染色较深的部分为灰质，周围染色浅的部分为白质（由于褪色，有的标本灰质染色浅而白质染色深，但位置不变）。脊髓灰质圆钝而膨大的一端为前角，另一端较细为后角。

【低倍镜观察】　找到膨大的灰质前角，见其内有许多胞体大而有突起的细胞，此即运动神经元；它的周围有一些小而染色较深的细胞核，为神经胶质细胞的细胞核。选择一个突起较多、结构较完整的神经元换高倍镜观察。

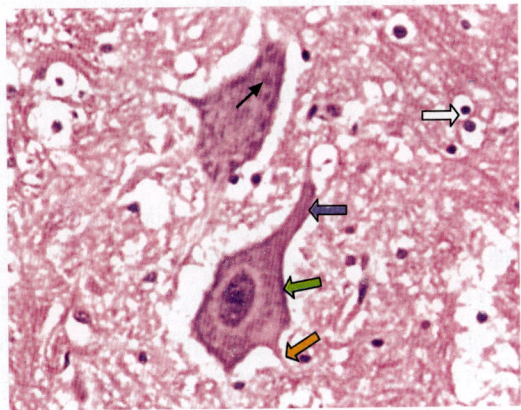

图 4-1　神经元和神经胶质细胞
（脊髓横切片，HE，高倍）

⇑神经元；↑尼氏体；↑树突；↑轴突；⇑神经胶质细胞核

【高倍镜观察】

1. 神经元　神经元胞体大致呈圆形，因有突起而显得不规则。胞核大而圆，位于胞体中央，染色较浅而呈空泡状，核仁明显；胞质内大量紫蓝色块状和颗粒状物，即尼氏体（嗜碱性）。

从神经元胞体上发出多个突起，但由于切片的关系，突起往往不完整，有时甚至没有突起。凡是有尼氏体的突起为树突，可有多根，没有尼氏体的为轴突，只有一根，其起始部位呈圆锥形,因无尼氏体而染色较浅,称为轴丘。

2. 神经胶质细胞　由于神经胶质细胞的胞质和突起在 HE 染色切片上均不显示,故只能根据其细胞核的外形和染色来判断为何种胶质细胞。

（1）星形胶质细胞:核较大,圆形或椭圆形,染色较浅。

（2）少突胶质细胞:核中等大小,圆形,染色较深,核仁明显。

（3）小胶质细胞:核最小,呈梭形、三角形或逗点状,染色最深。

（4）室管膜细胞:位于脊髓中央管的管壁上,呈单层上皮样排列。

【高倍镜下绘图】

名称:神经元和神经胶质细胞

标注:神经元胞体,神经元突起,神经元细胞核,尼氏体,神经胶质细胞核。

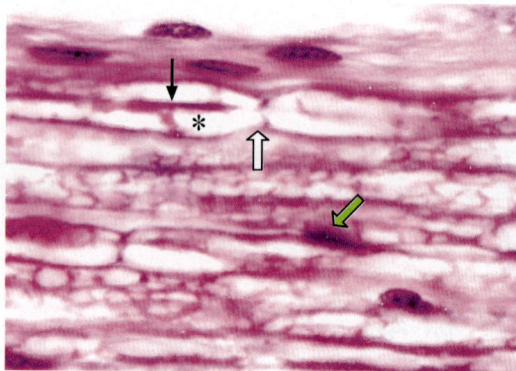

图 4-2　神经纵切面(HE,油镜)

⇧郎飞结;↑轴突;＊髓鞘;⇧施万细胞核

（二）神经（nerve）

【片号】

【取材】　坐骨神经纵、横切片

【染色】　HE

【肉眼观察】　长条状标本为神经的纵切面,其上方或下方红色圆点状结构为神经的横切面。

【镜下观察】

1. 纵切面　上下两侧为神经外膜,中间为许多神经纤维密集排列,在低倍镜下找到神经纤维排列较稀疏处,先找到两节髓鞘间的缩窄环即为郎飞结,此处神经纤维的各种结构较清楚。换用高倍镜观察,在神经纤维中央有一条紫蓝色的条索即轴突,轴突两侧的空白区域为髓鞘,有时髓鞘内可见一些粉红色的网状结构,为髓鞘的蛋白质成分。髓鞘外缘染粉红色的细丝状结构为神经膜。施万细胞的细胞核位于神经膜内侧,呈椭圆形,染浅蓝色。

2. 横切面　包在整条神经外面的致密结缔组织为神经外膜。结缔组织伸入神经内将一条神经分隔成许多束,包在每束神经外的结缔组织叫神经束膜;伸入神经束内,包在每一根神经纤维外面的结缔组织叫神经内膜。神经内膜很薄,加之制片时收缩,切片上很难看到。一束神经内许多大小相当的圆圈状结构,此即神经纤维的横切面,每根神经纤维中央染蓝色的小点为轴突,轴突周围的空白区为髓鞘,髓鞘外的红色环状结构即为神经膜,有的切面上可见到圆形的施万细胞的细胞核。

【高倍镜下绘图】

名称:神经

标注:神经纵切面,郎飞结,轴突,髓鞘,神经膜,施万细胞核;神经横切面,轴突,髓鞘,施万细胞核,神经束膜,神经外膜

（三）触觉小体和环层小体

【片号】

【取材】　人手指皮肤切片

【染色】　HE

【肉眼观察】　切片的一侧染深红色和紫蓝色的部分为表皮;表皮深面染粉红色的部分为真皮;再深面染色更浅呈空网状的部分是皮下组织。

【镜下观察】

1. 触觉小体　标本一侧呈均质状红色结构为表皮角化层,其下染紫蓝色由多层细胞构成的结构为表皮的其余各层;表皮下方染色较红的致密结缔组织为真皮。表皮和真皮的交界处凹凸不平,真皮凸向表皮内的突起叫真皮乳头,有的真皮乳头内可见一粉红椭圆形小体,即触觉小体,其结缔组织被囊中的扁平细胞水平状排列。伸入被囊内的感觉神经纤维在HE 染色切片上看不到。

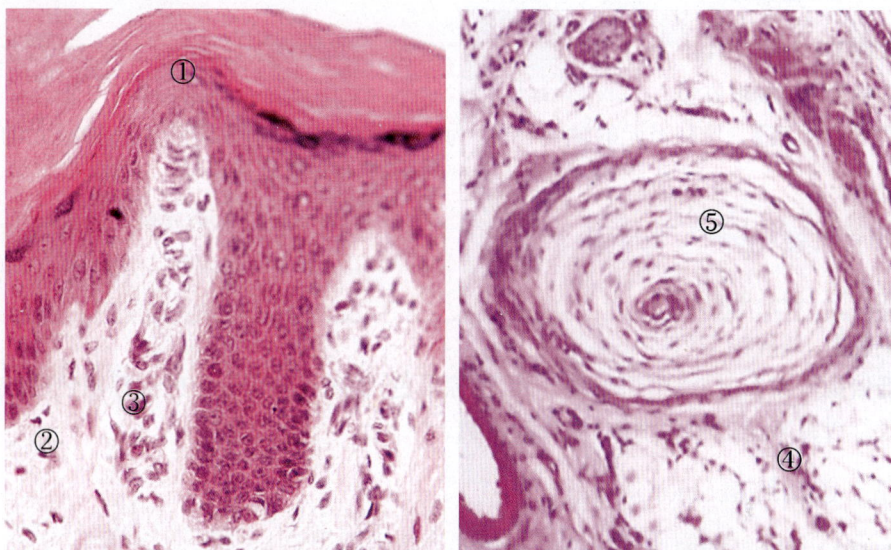

图 4-3　触觉小体和环层小体(HE,高倍)
①表皮;②真皮;③触觉小体;④皮下组织;⑤环层小体

2. 环层小体　将视野移到真皮深面的皮下组织,可见疏松结缔组织和脂肪组织,其间有一些很大的圆形或椭圆形小体,小体由许多层扁平细胞同心圆状排列而成,此即环层小体。小体中央有一红色圆点或杆状结构,内有感觉神经纤维的横切面(因 HE 染色而看不见神经纤维)。

【高倍镜下绘图】

名称:触觉小体和环层小体

标注:表皮,真皮乳头,触觉小体,皮下组织,环层小体。

四、示　　教

(一) 神经原纤维(neurofibril)

【取材】　脊髓横切片
【染色】　硝酸银染色

【高倍镜观察】 见神经元胞体和突起内均有棕黑色的细丝状结构,即为神经原纤维。它们在胞体内交织成网,在突起内平行排列。

(二) 星形胶质细胞(astrocyte)

【取材】 大脑切片

【染色】 Golgi 法镀银染色

【高倍镜观察】 星形胶质细胞的胞体和突起均染成棕褐色,胞体较小,突起较多而细长,有的突起末端膨大呈脚板状贴在毛细血管壁上。

(三) 突触扣结(synaptic bouton)

【取材】 大脑切片

【染色】 硝酸银染色

【高倍镜观察】 见神经元的轴突终末,为棕黑色的环扣状,附着在另一神经元的胞体或树突上。

(四) 肌梭(muscle spindle)

【取材】 骨骼肌横切片

【染色】 硝酸银染色

【低倍镜观察】 结缔组织被囊较薄,呈棕黑色,囊内有少量较小的染棕黑色的梭内肌纤维,神经纤维终末呈棕黑色细丝,环绕梭内肌。

(五) 运动终板(motor end plate)

【取材】 动物肋间肌压片

【染色】 氯化金染色

【高倍镜观察】 骨骼肌纤维染成淡紫色,神经纤维染成黑色。神经纤维的末端呈爪状分枝附着在骨骼肌纤维表面;爪状分枝的末端再呈扣状膨大,与之相对应的骨骼肌纤维内肌浆丰富并向表面隆起。

五、电 镜 照 片

【TEM 照片】 示突触、运动终板和有髓神经纤维的超微结构。

六、英 文 词 汇

neuron 神经元

axon 轴突

dendrite 树突

Nissl body 尼氏体

neurofibril 神经原纤维

synapse 突触

presynaptic membrane　突触前膜

postsynaptic membrane　突触后膜

synaptic vesicle　突触小泡

neuroglial cell　神经胶质细胞

oligodendrocyte　少突胶质细胞

microglia　小胶质细胞

Schwann cell　施万细胞

myelinated nerve fiber　有髓神经纤维

（彭　彬　黄安培）

第5单元 肌组织(muscle tissue) 和循环系统(circulatory system)

一、目 的 要 求

1. 掌握光镜下三种肌组织纵、横切面的形态结构。
2. 掌握心脏、毛细血管和各种动脉的结构特点。
3. 了解静脉的结构特点。

二、思 考 题

1. 光镜下三种肌组织(包括纵、横切面)有何区别?
2. 光镜下怎样区分循环系统的管道和其他管道?
3. 光镜下怎样区分大动脉、中动脉和小动脉?
4. 光镜下如何区分心内膜和心外膜?

三、观 察 标 本

(一) 骨骼肌(skeletal muscle)

【片号】
【取材】 舌切片
【染色】 HE

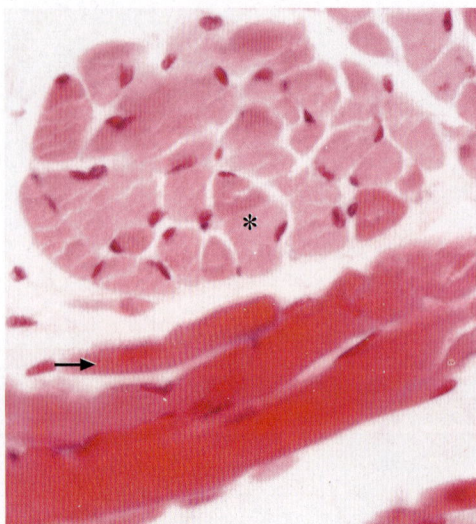

图 5-1　骨骼肌(舌肌)(HE,高倍)

↑ 骨骼肌纤维纵切面;* 骨骼肌纤维横切面

【肉眼观察】 切片凹凸不平的一方为舌背黏膜,切片中央染成红色为肌层。

【低倍镜观察】 分清舌背黏膜和骨骼肌。黏膜表面为复层扁平上皮,深部为固有层结缔组织。黏膜深部为肌层,其中染成红色的为骨骼肌纤维,有纵、横、斜不同切面交错排列。纵切面肌纤维呈长条形,横切面呈圆形或多边形的团块状,斜切面呈椭圆形。肌纤维间有疏松结缔组织充填。选择结构完整、分界清楚的纵、横切面肌纤维,分别置高倍镜下观察。

【高倍镜观察】
1. 肌纤维纵切面 呈长条形,有多个扁椭圆形细胞核,纵向排列在肌纤维边缘,紧贴肌膜内面。调好光线,仔细调节焦距,可见胞质内有许多与肌纤维长轴垂直走向的明暗相间的**横纹**,即**明带**和**暗带**。

2. **肌纤维横切面**　呈圆形或多边形红色团块,在细胞边缘,肌膜内面可见 1 个或数个圆形的细胞核(为什么有的切面上无细胞核?);胞质内充满红色小点,即肌原纤维的横切面。

【高倍镜下绘图】

名称:骨骼肌

标注:骨骼肌纵切面,肌细胞核,明带,暗带,结缔组织;骨骼肌横切面,肌细胞核,肌原纤维,结缔组织。

(二) 心脏(heart)和心肌(cardiac muscle)

【片号】

【取材】　心脏切片

【染色】　HE

【肉眼观察】　标本呈长条状。心内膜的一侧稍凹陷,表面不整齐。心外膜面稍凸,表面整齐,结构较疏松。二者之间为心肌膜,染色较红。

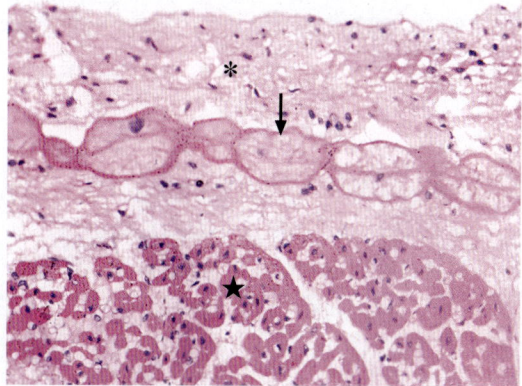

图 5-2　心内膜和心肌膜(HE,高倍)

＊ 内皮下层;↑浦肯野纤维;★心肌膜

【低倍镜观察】　从内向外依次观察心壁结构。

1. **心内膜**　表面有一层**内皮**。内皮之外是**内皮下层**,为薄层结缔组织。内皮下层的内层有少量平滑肌纤维;外层即**心内膜下层**,由靠近心肌膜的疏松结缔组织构成,含血管、神经。部分标本的心内膜下层内还可见**浦肯野纤维**,浦肯野纤维比普通心肌纤维粗大,核大居中,肌质丰富,染色浅淡。

2. **心肌膜**　最厚,主要为纵、横、斜三种不同切面的心肌纤维束分层排列。心肌纤维间有少量结缔组织,丰富的小血管和毛细血管。

3. **心外膜**　为浆膜,由结缔组织和表面的间皮构成。结缔组织内含小血管、神经,并常有脂肪组织。

【高倍镜观察】　观察心肌膜内的心肌纤维。

1. **心肌纤维纵切面**　肌纤维呈短柱状有分支,彼此吻合成网;细胞核 1~2 个,呈椭圆形,位于细胞中央;核周的细胞质染色较浅,细胞边缘细胞质染色较红。光线调暗后,也可见到明暗相间的横纹,但不及骨骼肌的横纹明显。在肌纤维间的连接处,可见深红色的横行或梯形线,此即光镜下的闰盘(不易见到)。

2. **心肌纤维横切面**　呈大小不等的圆形或多边形,有的切面可见圆形核位于细胞中央,有的不见核。肌原纤维在细胞周边较密,为红色小点,略呈放射状排列,核周的肌原纤维少,染色浅淡。

【低倍镜下绘图】

名称:心壁

标注:心内膜,内皮,内皮下层,心内膜下层,浦肯野纤维;心肌膜,心肌纵切面,心肌横切面;心外膜,脂肪组织,间皮。

（三）中等动脉、静脉(medium – sized artery and vein)和平滑肌(smooth muscle)

【片号】

【取材】 中等动、静脉横切片

【染色】 HE

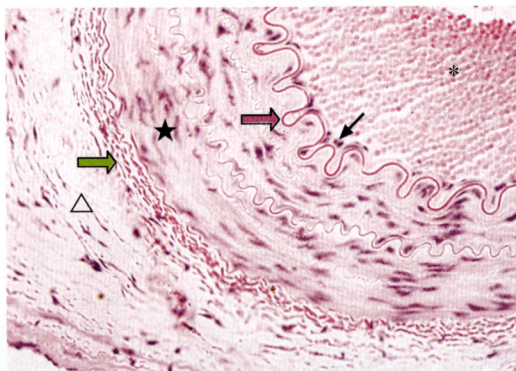

图 5-3　中动脉横切面(HE,低倍)

* 血液;↑内皮;↑内弹性膜;↑外弹性膜;★中膜(平滑肌纵切面);△外膜结缔组织

【肉眼观察】 标本中有两个或三个管道断面,其中一个管壁厚,管腔较小的是中动脉,另外一个或两个管壁薄、管腔较大而不规则的是中静脉。

【低倍镜观察】 对比观察,区分中动脉和中静脉。

1. **中动脉** 先区分内膜、中膜和外膜。在贴近腔面有一条波浪形弯曲的粉红色带状结构,为内弹性膜,此膜及其以内部分为内膜。中膜主要由平滑肌构成,最厚。在中膜与外膜交界处可见外弹性膜,呈粉红色的点、线状。

2. **中静脉** 管腔不规则,管壁较中动脉薄,三层分界不及中动脉明显,内、外弹性膜均不明显。中膜薄,环行平滑肌少。外膜较中膜稍厚,并含有营养小血管,有时可见纵行平滑肌束的横切面。

【高倍镜观察】

1. **中动脉** 从管腔面向外依次观察各层结构。

(1) **内膜**:很薄,内皮细胞一般只见其扁平的细胞核,内皮下层非常薄,以至波浪状起伏的内弹性膜好像是直接贴在内皮之下。管腔内有时有大量血细胞,注意勿将这些血细胞误认为内膜。

(2) **中膜**:最厚,主要为环行平滑肌,肌纤维间夹有少量弹性纤维和胶原纤维。有的标本的中膜内可见数条散在的弹性膜,勿误认为外弹性膜。

(3) **外膜**:较中膜稍薄,由疏松结缔组织构成,与周围结缔组织无明显分界。外膜与中膜交界处有外弹性膜(注意与内弹性膜形态的不同)。外膜中还有营养小血管和神经束等。

2. **平滑肌**

(1) 纵切面:在中动脉的中膜内观察,肌纤维呈细长梭形,中央粗,两端尖细;胞核长椭圆形或长杆状,有的呈螺旋形(肌纤维收缩时),位于细胞中央;细胞质呈均匀一致的红色,无横纹。相邻肌纤维的粗部与细部彼此相嵌,平行排列。肌纤维间有少量疏松结缔组织。

(2) 横切面:部分标本的中静脉外膜内可见。肌纤维呈一些大小不等的圆形或多边形红色小点,较大的断面中央可见圆形的细胞核,较小的细胞断面内则无核。

【高倍镜下绘图】

名称:中动脉横切面

标注:内膜,内皮,内弹性膜;中膜,平滑肌纵切面;外膜,外弹性膜,外膜结缔组织

（四）大动脉(large artery)

【片号】

【取材】　大动脉横切片

【染色】　HE

【肉眼观察】　标本为圆形或椭圆形管道。

【低倍镜观察】　先区分内膜、中膜和外膜。管壁腔面为内膜，由内皮和内皮下层组成。中间为中膜，有大量波浪状弯曲的弹性膜，最外面染色较浅的部分为外膜。

【高倍镜观察】

1. 内膜　扁平的内皮细胞核突向管腔。内皮下层较中动脉的厚，结构较致密。

2. 中膜　最厚，主要由数十层弹性膜组成，弹性膜染成粉红色，波浪状弯曲。弹性膜之间也有平滑肌、胶原纤维和弹性纤维。

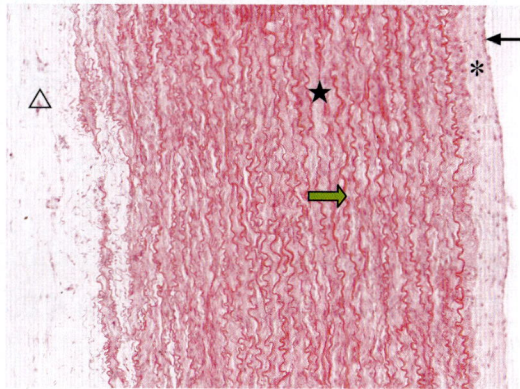

图 5-4　大动脉横切面(HE，低倍)

↑内皮；＊ 内皮下层；★中膜；△外膜；⬆中膜内的弹性膜

3. 外膜　较中膜薄些，由疏松结缔组织组成，内有营养小血管、神经束、脂肪细胞等。

【高倍镜下绘图】

名称：大动脉横切面

标注：内膜，内皮，内皮下层；中膜，弹性膜；外膜，结缔组织。

（五）小动脉、小静脉、微动脉、微静脉、毛细血管

【片号】

【取材】　心脏、大动脉、中等动静脉或食管切片

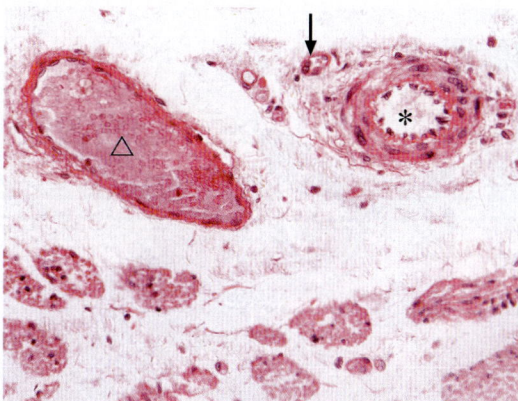

图 5-5　小动脉、小静脉和毛细血管(HE，高倍)

＊ 小动脉；△小静脉；⬆毛细血管

【染色】　HE

【镜下观察】　可在以上标本或其他HE 染色的器官切片中寻找。共同特点是腔面均有单层扁平的内皮，管腔内可有血细胞。

1. 小动脉和小静脉　小动脉管壁较厚，管径小而腔圆，结构与中动脉相似，较粗的小动脉可见内弹性膜，中膜有数层平滑肌纤维，无外弹性膜。小静脉与伴行小动脉相比，管壁薄，腔大而不规则，内皮外可见 1～2 层散在的平滑肌纤维。

2. 微动脉和微静脉　管径比小动脉和小静脉更小，没有内弹性膜和外弹性膜。壁较厚，中膜可见 1～2 层平滑肌纤维的是微动脉；壁薄，腔较大的是微静脉，中膜的平滑肌

不明显。

3.**毛细血管** 管径最细,管壁只能见一层内皮细胞,横切面上仅由 1～3 个内皮细胞围成,有的管腔内有血细胞。

【高倍镜下绘图】

名称:小动脉、小静脉和毛细血管

标注:小动脉,内膜,中膜,外膜,平滑肌,小静脉,毛细血管。

四、示　　教

(一) 心肌闰盘(intercalated disk)

【取材】 心脏切片

【染色】 铁苏木素

【高倍镜观察】 闰盘呈短横线或阶梯状,横穿心肌纤维,染深黑色。心肌横纹染浅黑色。

(二) 平滑肌横切面

【取材】 回肠切片

【染色】 HE

【高倍镜观察】 肌纤维呈一些大小不等的圆形或多边形红色小点,较大的断面中央可见圆形的细胞核,较小的细胞断面内则无核。

(三) 大动脉弹性染色

【取材】 大动脉横切片

【染色】 弹性染色

【高倍镜观察】 中膜内有数十层弹性膜,被染成棕褐色,呈弯曲波浪状。弹性膜之间有较细的弹性纤维。

五、电 镜 照 片

【TEM 照片】

1.骨骼肌　示肌丝、肌节、横桥、肌质网。

2.心肌纤维　示肌丝、肌节、横桥、肌质网。

3.心房肌纤维　示心房特殊颗粒。

4.连续毛细血管　示内皮、基膜、吞饮小泡。

5.有孔毛细血管　示内皮、基膜、内皮窗孔。

六、英 文 词 汇

muscle fiber　肌纤维

sarcolemma　肌膜

myofibril　肌原纤维

myofilament　肌丝

sarcomere　肌节

transverse tubule　横小管

sarcoplasmic reticulum　肌质网

terminal cisterna　终池

intercalated disk　闰盘

endocardium　心内膜

myocardium　心肌膜

epicardium　心外膜

Purkinje fiber　浦肯野纤维

arteriole　微动脉

venule　微静脉

continuous capillary　连续毛细血管

fenestrated capillary　有孔毛细血管

sinusoid　血窦

（张仁东　黄安培）

第6单元 免疫系统（immune system）

一、目 的 要 求

1. 掌握胸腺、淋巴结和脾的结构。
2. 了解消化管淋巴组织的结构。
3. 了解腭扁桃体的结构。

二、思 考 题

1. 胸腺中有无淋巴小结，为什么？光镜下胸腺小体有什么特征？
2. 详细比较淋巴结和脾在光镜结构上的异同。

三、观 察 标 本

（一）胸腺（thymus）

【片号】
【取材】 未成年人胸腺切片
【染色】 HE
【肉眼观察】 表面有粉红色的被膜，胸腺实质被分成许多大小不等的小叶，小叶周边染色较深为皮质，中央染色浅是髓质。

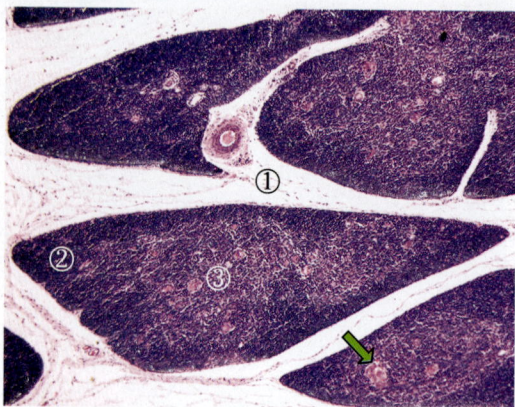

图 6-1 胸腺（HE,低倍）

①小叶间隔；②皮质；③髓质；⬆胸腺小体

【低倍镜观察】 分清被膜、小叶间隔、小叶内皮质和髓质的位置，再做详细观察。

（1）被膜：为外表的结缔组织，深入实质为小叶间隔，将胸腺分成许多小叶。

（2）胸腺小叶：由皮质、髓质组成，两部分均由胸腺细胞、胸腺上皮细胞和巨噬细胞组成。但皮质内胸腺细胞密集，故染色较深；髓质内胸腺细胞较少，故染色较浅。髓质中可见大小不等、染成红色的胸腺小体。

【高倍镜观察】 胸腺小叶中的各种细胞密集，形态不清，难以准确分辨。胸腺细胞的核较小，圆形，染色深；而胸腺上皮细胞的核较大，卵圆形，染色浅。髓质中的胸腺小体散在，大小不等，由数层扁平细胞（胸腺小体上皮细胞）同心圆状环绕而成，周边的细胞有核，中央的细胞已角化，核消失，胞质染成深红色（注意与微血管的区别）。

【低倍镜下绘图】

名称:胸腺

标注:被膜、小叶间隔;皮质,胸腺细胞核;髓质,胸腺小体。

(二) 淋巴结(lymph node)

【片号】

【取材】 淋巴结切片

【染色】 HE

【肉眼观察】 淋巴结一侧凹陷为门部(有的标本可能未切到门部),淋巴结最外面染粉红色的为被膜,被膜下方紫蓝色的为皮质,中央色浅部分为髓质。

【低倍镜观察】

1. 被膜和小梁　被膜为致密结缔组织,并含脂肪、血管、输入淋巴管;门部结缔组织较多,含血管和输出淋巴管。被膜和门部的结缔组织深入实质为小梁,其断面呈不同的形状,染成粉红色。

2. 皮质　染成紫蓝色,由浅层皮质、副皮质区和皮质淋巴窦组成。

浅层皮质在被膜下方,染色较深,主要含淋巴小结。淋巴小结为淋巴组织密集而成的圆形或椭圆形结构,在浅层皮质内排成一排,但亦可有 2~3 排。有的淋巴小结中央染色浅,即为生发中心。生发中心近

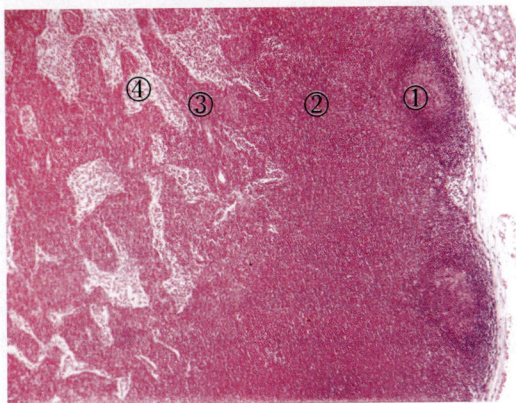

图 6-2　淋巴结(HE,低倍)
①淋巴小结;②副皮质区;③髓索;④髓窦

被膜侧染色最浅,为明区;近髓质侧染色较深,为暗区。生发中心周围色深的部分为小结帽。淋巴小结之间有薄层弥散淋巴组织。

副皮质区位于皮质深层,为弥散淋巴组织,与周围组织无明显界限。

皮质淋巴窦位于被膜下方和小梁周围,染色较浅,细胞较稀疏。

3. 髓质　由髓索和髓质淋巴窦组成。髓索(注意与小梁的区别)为淋巴细胞密集的条索状结构,染紫蓝色,互相连接成网状,其间的髓质淋巴窦染色浅。

【高倍镜观察】

淋巴窦:皮质淋巴窦和髓质淋巴窦的结构相同,窦壁衬有单层扁平的内皮,腔内有淋巴细胞、巨噬细胞及星状内皮细胞。星状内皮细胞星状多突,胞核染色浅,相邻星状内皮细胞以突起彼此连成网。

【低倍镜下绘图】

名称:淋巴结

标注:被膜,皮质,淋巴小结,副皮质区,皮质淋巴窦;髓质,髓索,髓窦。

(三) 脾(spleen)

【片号】

【取材】 脾切片

【染色】 HE

【肉眼观察】 标本的一侧覆有粉红色的被膜,实质中有许多散在、细胞密集的紫蓝色团块即白髓,其他染成紫红色、呈网状的区域为红髓,它们交接的部位是边缘区。

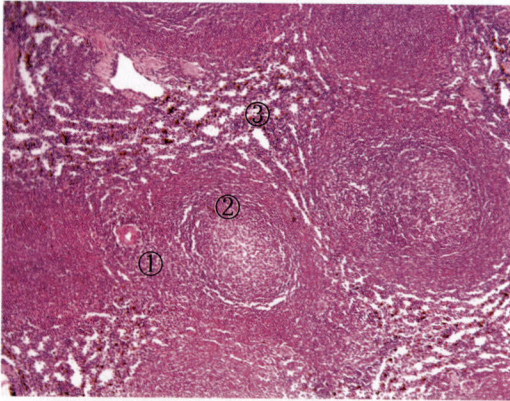

图6-3 脾(HE,低倍)
①动脉周围淋巴鞘;②淋巴小结;③红髓

【低倍镜观察】

1. 被膜和小梁 被膜较厚,由致密结缔组织构成,表面有间皮覆盖,内含平滑肌纤维。从被膜发出许多小梁深入实质,小梁常被切断,染成红色或粉红色,呈块状或条纹状分散在实质内,离被膜较远的小梁中有小梁动脉和小梁静脉。

2. 白髓 分散在实质中,主要由密集的小淋巴细胞构成,故呈紫蓝色。其中,淋巴小结与淋巴结中的淋巴小结相似,也可有生发中心。动脉周围淋巴鞘常位于淋巴小结的一侧,分布于中央动脉周围,由于不同切面,可为圆形、椭圆形或长条形。白髓和红髓的交接处为边缘区,淋巴细胞稍稀疏,该区的血窦即为边缘窦。

3. 红髓 由脾索和脾血窦构成。脾索为富含血细胞的条索状淋巴组织,染色较深,相互连接成网状;网眼内就是脾血窦,在切片中窦腔常是空的。

【高倍镜观察】

1. 脾索 呈紫红色条索状,细胞密集。脾索中有网状细胞、淋巴细胞和血细胞等,吞噬了衰老红细胞的巨噬细胞呈棕黄色。

2. 脾血窦 位于脾索之间,也相互连接成网状。窦腔不规则,窦壁的长杆状内皮细胞常被横切,核圆凸向窦腔。

【低倍镜下绘图】

名称:脾

标注:被膜;白髓,淋巴小结,动脉周围淋巴鞘,边缘区;红髓,脾索,脾血窦。

(四) 消化管的淋巴组织

【片号】

【取材】 阑尾切片

【染色】 HE

【肉眼观察】 标本呈环形,管腔小。

【低倍镜观察】 管腔面为单层柱状上皮,紧贴上皮外侧的结缔组织为固有层,内有大肠腺(不要把其横切面误认为淋巴小结)。大肠腺外侧的固有层内有大量淋巴组织,并突入黏膜下层,主要可见密集的淋巴细胞核,染成紫蓝色。淋巴组织中包含很多淋巴小结,淋巴小结之间为弥散淋巴

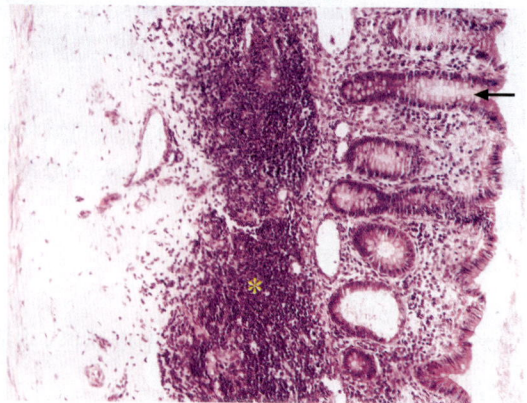

图6-4 阑尾的淋巴组织(HE,低倍)
↑大肠腺;* 淋巴组织

组织。

【低倍镜下绘图】

名称:阑尾的淋巴组织

标注:单层柱状上皮,大肠腺,淋巴小结,弥散淋巴组织,结缔组织。

四、示　教

(一) 成人胸腺

【取材】　成人胸腺切片

【染色】　HE

【低倍镜观察】　淋巴组织少,胸腺小叶不明显,皮质和髓质不易区分,胸腺小体很少。淋巴组织之间有大量染色浅的脂肪组织。

(二) 高内皮微静脉(high endothelial venule)

【取材】　淋巴结切片

【染色】　HE

【高倍镜观察】　淋巴结的副皮质区内可见高内皮微静脉,其内皮细胞成立方形,核较大,椭圆形,腔内有血细胞。内皮细胞间小而色深的细胞核,为正在穿越内皮的淋巴细胞。

(三) 腭扁桃体(palatine tonsil)

【取材】　人腭扁桃体切片

【染色】　HE

【低倍镜观察】　表面的复层扁平上皮为口腔黏膜上皮,上皮向固有层凹陷形成隐窝。隐窝上皮内有许多淋巴细胞。在上皮下及隐窝周围,有大量淋巴小结和弥散淋巴组织。

五、电镜照片

【SEM 照片】　脾血窦:示长杆状内皮细胞,基膜,网状纤维。

【TEM 照片】

1.血-胸腺屏障　示连续毛细血管内皮,内皮基膜,血管周隙与巨噬细胞,上皮基膜,连续的胸腺上皮细胞。

2.高内皮微静脉　示立方形的内皮细胞,正在穿越内皮的淋巴细胞。

六、英 文 词 汇

diffuse lymphoid tissue　弥散淋巴组织

lymphoid nodule　淋巴小结

thymocyte　胸腺细胞

cortex　皮质

paracorical zone　副皮质区

cortical sinus　皮质淋巴窦

medulla　髓质

medullary cord　髓索

medullary sinus　髓窦

white pulp　白髓

periarterial lymphatic sheath　动脉周围淋巴鞘

marginal zone　边缘区

red pulp　红髓

splenic cord　脾索

splenic sinus　脾血窦

（张仁东　黄安培）

第7单元 消化管(digestive tract)

一、目的要求

1.掌握消化管壁的一般结构。
2.掌握食管、胃、回肠和结肠的结构特点。
3.了解十二指肠、阑尾的结构特点。

二、思考题

1.光镜下食管、胃、回肠和结肠的黏膜结构有何区别?
2.皱襞、绒毛、微绒毛、纹状缘有何区别?
3.怎样区别胃小凹与胃底腺?

三、观察标本

(一)食管(esophagus)

【片号】
【取材】 食管横切片
【染色】 HE
【肉眼观察】 标本略凹的一面为食管腔面,有皱襞突出。腔面染紫蓝色的为黏膜,黏膜以外为浅红色的黏膜下层,再外面为染色较红的肌层,外膜染色较淡。

【低倍镜观察】 从腔面逐层向外观察。

1. 黏膜 黏膜与黏膜下层一起向腔面凸出形成皱襞。黏膜表面上皮为未角化的复层扁平上皮,浅层细胞有时脱落。固有层为细密结缔组织,其中有血管和腺体导管,注意二者的鉴别。黏膜肌层为纵行平滑肌,很发达,随皱襞而起伏。

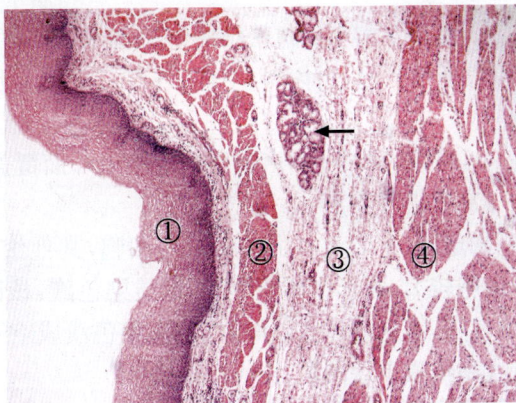

图 7-1 食管横切面(HE,低倍)
①黏膜上皮;②黏膜肌;③黏膜下层;④肌层;↑食管腺

2. 黏膜下层 为疏松结缔组织,内含血管、神经和食管腺。食管腺为黏液性腺,腺细胞的胞质染色浅淡,胞核扁圆,位于细胞基底部。

3. **肌层** 为内环、外纵两层肌层,注意为何种肌组织组成? 两层之间有肌间神经丛。

4. **外膜** 属纤维膜,由结缔组织构成,其中含有神经、血管及脂肪细胞等。

【低倍镜下绘图】

名称:食管

标注:黏膜,未角化的复层扁平上皮,固有层,黏膜肌;黏膜下层,食管腺;内环肌,外纵肌;外膜。

(二) 胃(stomach)

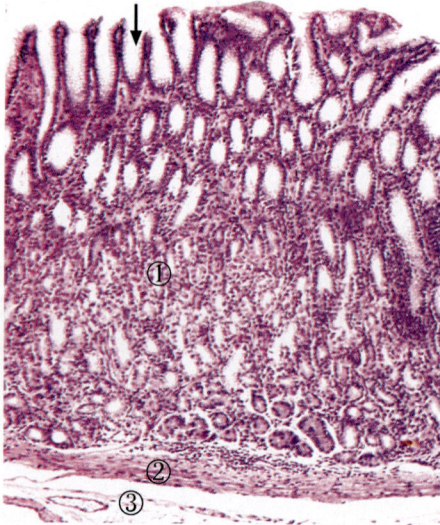

图 7-2　胃体部(HE,低倍)

↑胃小凹;①胃底腺;②黏膜肌;③黏膜下层

【片号】

【取材】 胃底或胃体切片

【染色】 HE

【肉眼观察】 黏膜呈紫蓝色,向表面的突起是皱襞,向外依次是染色浅的黏膜下层、染色红的肌层,染色浅的外膜。

【低倍镜观察】 先分清管壁的四层结构,然后重点观察黏膜的结构。

1. **黏膜** 黏膜表面有许多凹陷,即胃小凹,它们表面都覆盖着单层柱状上皮。上皮细胞顶部的细胞质染色很浅,呈透明状;基部细胞质染成紫蓝色,细胞核圆形,位于基底部。从胃小凹深面直到黏膜肌层,固有层内充满密集的胃底腺。胃底腺呈管状,切片上被横切、纵切和斜切成不同形态,几乎看不见管腔,根据位置大致分为颈部、体部和底部。黏膜肌由内环、外纵两薄层平滑肌组成。

2. **黏膜下层** 为疏松结缔组织,含血管、神经和淋巴管等。

3. **肌层** 厚,由内斜、中环、外纵三层平滑肌组成,前两者界线不易分清。层间有肌间神经丛。

4. **外膜** 属浆膜,由薄层结缔组织外面覆盖间皮而成。

【高倍镜观察】

胃底腺:主要观察主细胞和壁细胞,其他细胞不易辨认。壁细胞在胃底腺的上半部较多,细胞较大,圆形或圆锥形,细胞质染色红,核圆居中,有的为双核。主细胞在胃底腺的下半部较多,细胞呈柱状,顶部细胞质染色浅成空泡状,基部细胞质呈紫蓝色,核圆位于基部。

【高倍镜下绘图】

名称:胃体部黏膜和黏膜下层

标注:表面黏液细胞,胃小凹;固有层,胃底腺主细胞,胃底腺壁细胞;黏膜肌;黏膜下层。

(三) 回肠(ileum)

【片号】

【取材】 回肠切片

【染色】　HE

【肉眼观察】　标本为环行或长条形。环行的标本为回肠横切,仔细观察腔面有许多细小的突起为绒毛。长条形的标本为回肠纵切,凹凸不平的一方为腔面,上面几个大的突起为皱襞,皱襞中轴染浅红色的结构为黏膜下层。仔细观察,可见皱襞表面又有许多细小的突起即为绒毛。

【低倍镜观察】　先分清四层结构,再仔细观察各层结构。

1. 黏膜　皱襞由黏膜和黏膜下层共同凸向肠腔而成,绒毛由上皮和固有层凸向肠腔而成,有的绒毛被切断而与肠壁分离。绒毛表面为单层柱状上皮,柱状细胞之间散在分布着染色浅、空泡状的杯状细胞(多少与取材部位有关)。绒毛中轴为固有层结缔组织,含分散的平滑肌细胞、丰富的毛细血管和1～2条中央乳糜管等。中央乳糜管纵行于绒毛中轴,管腔较大,呈纵裂状,腔面有内皮,腔内无红细胞。

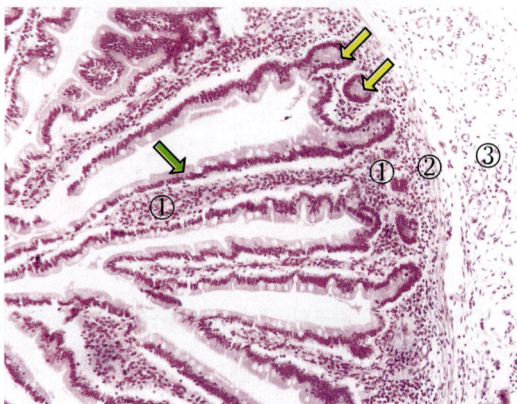

图 7-3　回肠(HE,低倍)

⬆绒毛上皮;①固有层;⬆小肠腺;②黏膜肌;③黏膜下层

在绒毛根部,上皮向固有层结缔组织凹陷,形成小肠腺(常被切断)。在回肠的某些部位,此处的固有层内可见到集合淋巴小结(见示教)。

黏膜肌层为内环、外纵两薄层平滑肌。

2. 黏膜下层　为疏松结缔组织。

3. 肌层　内环、外纵两层平滑肌,两层分界明显。

4. 外膜　大部分为浆膜。

【高倍镜观察】

1. 绒毛表面上皮　为单层柱状上皮,其中的柱状细胞又叫吸收细胞,在其游离面可见一条深红色的带状结构,即纹状缘。杯状细胞顶部膨大成泡状,染色浅,细胞核位于泡底部,成三角形或扁圆形。

2. 小肠腺　为管状腺,常见其横切面,腺上皮为单层柱状,其吸收细胞游离面也有纹状缘,但较薄,吸收细胞之间也夹有杯状细胞。

3. 肌间神经丛　由神经细胞及附近神经纤维共同组成。在肌层的内环肌与外纵肌之间的结缔组织中寻找神经细胞,常成群分布,其特点是细胞较大,细胞质染色较深,核大而圆,染色浅。

【低倍镜下绘图】

名称:回肠黏膜和黏膜下层。

标注:绒毛,单层柱状上皮,固有层,小肠腺,黏膜肌;黏膜下层。

(四) 结肠（colon）

【片号】

【取材】　结肠纵切片

【染色】　HE

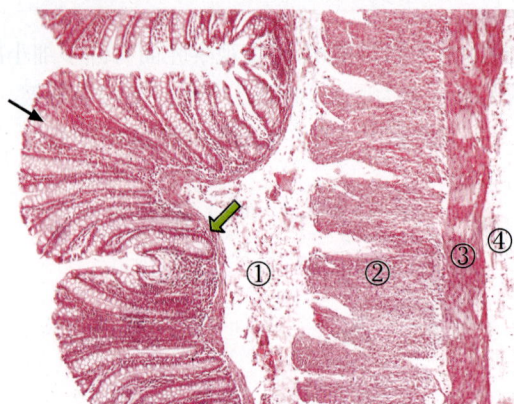

图7-4　结肠纵切面(HE,低倍)

↑大肠腺；⬆黏膜肌；①黏膜下层；②内环肌；
③外纵肌；④外膜

标注：黏膜，单层柱状上皮，固有层，大肠腺，杯状细胞，黏膜肌，黏膜下层。

【肉眼观察】　识别管壁四层结构，仔细观察腔面有无绒毛。

【镜下观察】

1. 黏膜　最内层为单层柱状上皮，柱状上皮细胞间夹有较多的杯状细胞。固有层内含有大量的大肠腺，腺上皮也为单层柱状上皮，有大量的杯状细胞；固有层内有时还可见孤立淋巴小结。

2. 黏膜下层　为疏松结缔组织，含较大的血管、淋巴管以及较多的脂肪细胞。

3. 肌层　内环、外纵两层平滑肌。

4. 外膜　为浆膜或纤维膜。

【高倍镜下绘图】

名称：结肠黏膜和黏膜下层

四、示　教

(一) 胃幽门部

【取材】　胃幽门部切片

【染色】　HE

【低倍镜观察】　胃黏膜固有层中有黏液性的幽门腺，由大量黏液性腺细胞构成，可有少量壁细胞。

(二) 回肠的集合淋巴小结

【取材】　回肠切片

【染色】　HE

【低倍镜观察】　在回肠黏膜固有层中，有多个淋巴小结集合成群，这些淋巴小结常突入到黏膜下层。

(三) 十二指肠(duodenum)

【取材】　十二指肠切片

【染色】　HE

【低倍镜观察】　形态结构与回肠相似，但有三点不同：①绒毛较宽，呈叶状；②固有层内无集合淋巴小结；③黏膜下层有十二指肠腺，为黏液腺，腺细胞染色浅，核扁，位于基底部。

(四) 帕内特细胞(Paneth cell)

【取材】　小肠切片

【染色】　HE

【高倍镜观察】　帕内特细胞位于小肠腺底部，三五成群，细胞顶部可见粗大红色的分泌颗粒,核椭圆,位于基底部。

（五）阑尾（appendix）

【取材】　阑尾切片
【染色】　HE
【低倍镜观察】　基本结构与结肠相似,也分四层。黏膜无绒毛,上皮常有脱落,肠腺不发达,固有层淋巴组织多,并突入黏膜下层。肌层薄,也为内环、外纵两层平滑肌。外膜为浆膜。

（六）消化管的内分泌细胞（endocrine cell）

【取材】　小肠切片
【染色】　硝酸银染色
【高倍镜观察】　肠上皮和肠腺上皮内可见分散存在的内分泌细胞,细胞的基底部有许多染成黑色的内分泌颗粒。

五、电 镜 照 片

【SEM 照片】　小肠绒毛:示绒毛的形态。
【TEM 照片】
1.胃底腺主细胞　示粗面内质网,高尔基复合体,酶原颗粒。
2.壁细胞　示细胞内分泌小管,微管泡系统,线粒体。
3.小肠上皮　示吸收细胞的微绒毛,紧密连接,杯状细胞。
4.帕内特细胞　示粗面内质网,高尔基复合体,膜包分泌颗粒。
5.消化管的内分泌细胞　示游离面的微绒毛,基底部的分泌颗粒。

六、英 文 词 汇

tunica mucosa　黏膜
lamina propria　固有层
submucosa　黏膜下层
muscularis　肌层
adventitia　外膜
chief cell　主细胞
parietal cell　壁细胞
plica　皱襞
villus　绒毛
absorptive cell　吸收细胞
endocrine cell　内分泌细胞
Paneth cell　帕内特细胞

（张仁东　黄安培）

第8单元　消化腺（digestive gland）

一、目 的 要 求

1. 掌握胰和肝的结构。
2. 了解唾液腺的一般结构，掌握浆液性细胞和黏液性细胞的结构特点。
3. 了解胆囊的结构。

二、思 考 题

1. 光镜下如何识别中央静脉？小叶间静脉、小叶间动脉和小叶间胆管的结构有什么区别？
2. 胰腺泡细胞的光镜结构有什么特点？HE染色如何识别胰岛？
3. HE染色标本中怎样区别黏液性细胞和浆液性细胞？

三、观 察 标 本

（一）舌下腺（sublingual gland）

【片号】
【取材】　舌下腺切片
【染色】　HE
【肉眼观察】　标本呈一些红色小块，为小叶。
【低倍镜观察】　可见表面的被膜，被膜的结缔组织深入腺实质，将其分成许多大小不等的小叶，小叶内有许多深浅不一的腺泡。小叶间结缔组织内有较大的血管、导管和神经。

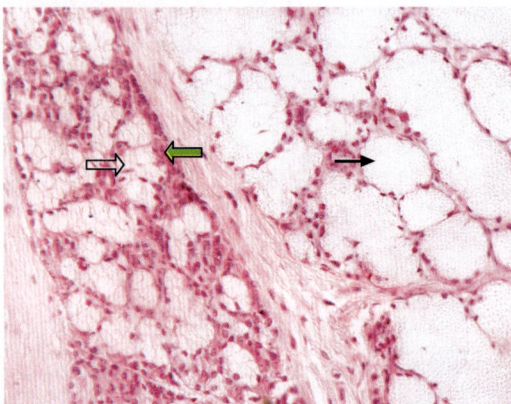

图8-1　舌下腺（HE，高倍）

↑黏液性腺泡；⇑混合性腺泡；↑浆半月

【高倍镜观察】

1. 腺泡　多数为黏液性和混合性，浆液性很少。黏液性腺泡着色很浅，腺细胞胞质似空泡状，核扁位于细胞基部。浆液性腺泡着色深，细胞顶部含有许多红色的分泌颗粒，基部胞质嗜碱性较强，核圆位于细胞基部。混合性腺泡常是在黏液性腺泡的一侧附有数个浆液性细胞，此即半月。在三类腺泡的腺细胞和基膜之间均有肌上皮细胞。肌上皮细胞呈梭形或有突起，但因胞质少，标本上仅见其核呈三角形或扁圆形。

2. 导管　舌下腺无闰管，纹状管也不

明显。小叶间结缔组织内有小叶间导管,由单层柱状或假复层柱状上皮围成。

【高倍镜下绘图】

名称:舌下腺

标注:黏液性腺泡,肌上皮细胞;混合性腺泡,浆半月。

(二) 胰腺(pancreas)

【片号】

【取材】 胰腺切片

【染色】 HE

【肉眼观察】 标本呈一些红色小块,为胰腺小叶。

【低倍镜观察】 胰腺组织被结缔组织分隔成小叶,小叶中大部分染色较深,属于外分泌部,其中分散有染色较浅、大小不一的细胞团,即胰岛,为内分泌部。小叶间结缔组织内有血管和导管。

【高倍镜观察】

1. **外分泌部** 腺泡属浆液性,无肌上皮细胞,腺细胞呈锥体形,细胞基部嗜碱性,细胞顶部含有很多染成红色的分泌颗粒;腺泡中央有泡心细胞,可见圆形或椭圆形的细胞核,看不清细胞质。在小叶内有单层扁平和单层立方上皮围成的闰管和小叶内导管,在小叶间有单层立方或单层柱状上皮围成的小叶间导管。

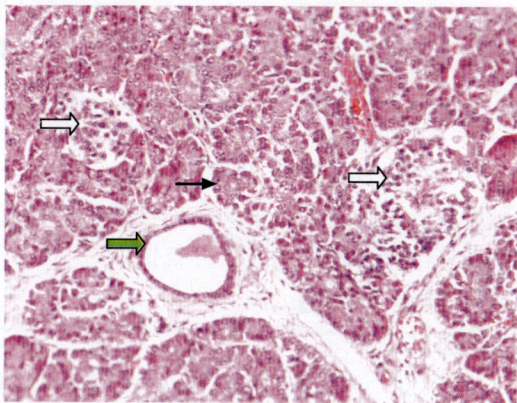

图 8-2 胰腺(HE,低倍)

↑腺泡;⇧胰岛;⇧小叶间导管

2. **内分泌部** 胰岛为大小不一的细胞团,染色较浅,细胞较小,细胞排列成团索状,细胞之间有丰富的毛细血管。胰岛的各种内分泌细胞在 HE 染色标本中难以区分。

【高倍镜下绘图】

名称:胰腺

标注:胰腺泡细胞,泡心细胞,胰岛,腺泡间结缔组织。

(三) 肝(liver)

【片号】

【取材】 人肝切片

【染色】 HE

【低倍镜观察】 人肝的肝小叶之间结缔组织很少,故肝小叶之间分界不清楚,观察时,应先找到中央静脉。中央静脉管腔一般较大,近似圆形,管壁不完整,周围结缔组织很少,无其他管道伴行。肝索(肝板)以中央静脉为中心向周围大致呈放射状排列,肝小叶周边部分的肝索排列较紊乱。肝索之间的不规则腔隙即为肝血窦。门管区在相邻的几个小叶之间,此处结缔组织较多,内含三种并行的管道,即小叶间动脉、小叶间静脉和小叶间胆管。

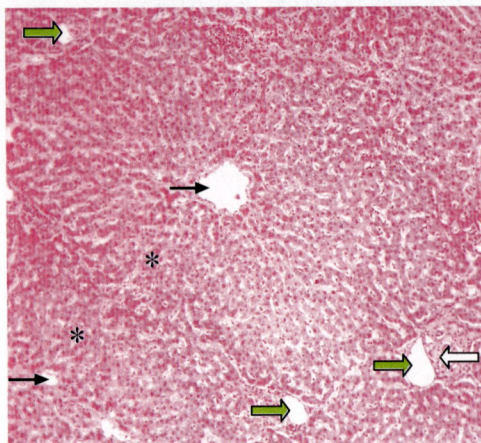

图 8-3 人肝(HE,低倍)

* 肝小叶;↑中央静脉;⇧门管区;⬆小叶间静脉

【高倍镜观察】

1. **肝小叶** 中央静脉管壁薄,由内皮和少量结缔组织构成,管壁上有肝血窦的开口,二者的内皮相连续。肝细胞体积较大,为多边形的细胞;核圆居中,染色浅,有的肝细胞有双核;细胞质嗜酸性,染色较红,含有颗粒状或小块状的嗜碱性物质,有时可见少量脂滴,细胞质内丰富的细胞器和内含物需用电子显微镜或特殊染色才能显示。肝细胞排列成肝板(肝索),肝血窦位于肝板之间,窦壁内皮细胞紧挨肝板,核扁平而染色深;肝巨噬细胞位于窦腔,核圆,胞质染成粉红色。

2. **门管区** 注意观察和识别门管区内的三种管道。**小叶间胆管**腔较小,管壁为单层立方上皮,核圆,着色较深,排列较密,胞质色淡,**小叶间动脉**和**小叶间静脉**可根据小动脉和小静脉的特点识别之。由于这三种管道在门管区不断分支,因此在同一门管区内有时可见有粗细和管壁厚薄不同的同一种管道。

【低倍镜下绘图】

名称:肝

标注:肝小叶,中央静脉,肝索,肝血窦;门管区结缔组织,小叶间动脉,小叶间静脉,小叶间胆管。

(四) 胆囊(gall bladder)

【片号】

【取材】 胆囊切片

【染色】 HE

【肉眼观察】 标本染成紫蓝色而高低不平的一侧为黏膜,其深部染红色的为肌层,再向外为外膜。

【低倍镜观察】 胆囊壁从内到外分三层。**黏膜**形成皱襞,故表面起伏不平;上皮为单层柱状上皮,无杯状细胞;固有层内有上皮下陷形成的窝——**黏膜窦**,在切面上有的呈现为封闭的腔。**肌层**较薄,肌纤维排列不甚规则,多为斜行。**外膜**大部分为浆膜。

【低倍镜下绘图】

名称:胆囊

标注:黏膜皱襞,单层柱状上皮,固有层,黏膜窦;肌层;外膜。

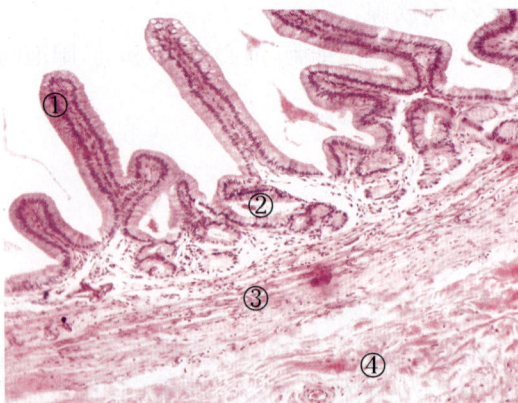

图 8-4 胆囊(HE,低倍)

①黏膜皱襞;②黏膜窦;③肌层;④外膜

四、示　教

(一) 肝巨噬细胞(macrophage)

【取材】　大白鼠或兔活体注射台盼蓝后的肝切片

【染色】　HE

【高倍镜观察】　肝巨噬细胞的胞体较大,形状不规则,位于肝血窦腔内,其胞质内含有许多被吞噬的台盼蓝颗粒(蓝色)。

(二) 胆小管(bile canaliculus)

【取材】　肝脏切片

【染色】　碱性磷酸酶组织化学染色

【低倍镜观察】　黑褐色、成网状的线状结构即为胆小管。

五、电 镜 照 片

【SEM 照片】　肝小叶:示肝细胞、胆小管、肝血窦、肝巨噬细胞、肝血窦内皮和窦周隙。

【TEM 照片】

1. 肝细胞　示肝细胞核、粗面内质网、线粒体、高尔基复合体、溶酶体和胆小管。
2. 储脂细胞　示储脂细胞核和脂滴。
3. 胰腺泡细胞　示酶原颗粒、粗面内质网和胰腺泡细胞核。
4. 胰岛　示 A 细胞、B 细胞、B 细胞分泌颗粒、胰腺泡细胞和泡心细胞。

六、英 文 词 汇

serous cell　浆液性细胞

mucous cell　黏液性细胞

pancreatic acinar cell　胰腺泡细胞

pancreas islet　胰岛

hepatic lobule　肝小叶

hepatocyte　肝细胞

hepatic sinusoid　肝血窦

Kupffer cell　库普弗细胞(肝巨噬细胞)

perisinusoidal space　窦周隙

fat-storing cell　储脂细胞

bile canaliculus　胆小管

portal area　门管区

(文晓红　黄安培)

第9单元 软骨和呼吸系统
（cartilage and respiratory system）

一、目的要求

1. 掌握软骨的结构。
2. 掌握气管壁的结构特征。
3. 掌握肺导气部和呼吸部各部分的结构特征。

二、思考题

1. 试比较透明软骨、弹性软骨和纤维软骨在光镜结构上的异同。
2. 气管和食管的结构有何不同？
3. 光镜下如何识别细支气管？肺泡管和肺泡囊有什么区别？

三、观察标本

（一）气管和透明软骨（trachea and hyaline cartilage）

【片号】
【取材】 气管横切片
【染色】 HE
【肉眼观察】 气管壁呈环形，管壁中层有一着浅蓝色的带状区域为透明软骨。

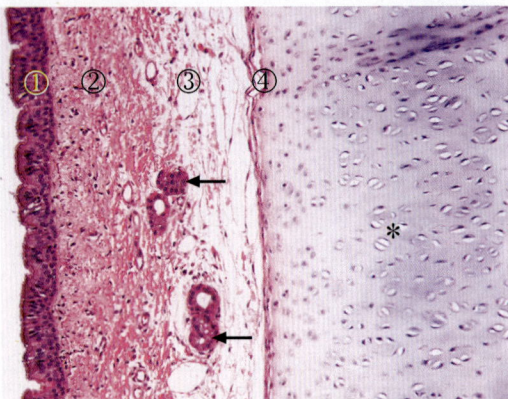

图 9-1 气管横切面（HE，低倍）
①假复层纤毛柱状上皮；②固有层；③黏膜下层；④外膜；
↑气管腺；* 透明软骨

【低倍镜观察】 区分气管壁的三层结构，从内向外依次为黏膜、黏膜下层和外膜，三层之间没有明显的分界，透明软骨环位于外膜内。

1. 黏膜 表面为假复层纤毛柱状上皮；上皮深面为固有层，由细密结缔组织构成，内含丰富的弹性纤维，断面呈红色点状。

2. 黏膜下层 为疏松结缔组织，含有混合腺（浆液性和黏液性分泌部及其导管）。

3. 外膜 由透明软骨环和疏松结缔组织组成。由于切面关系，软骨环可能呈节段样。软骨表面为致密结缔组织构成的软骨膜,染成粉红色;软骨基质呈紫蓝色,其间可见许多大小不等的腔隙,即软骨陷窝,内装软骨细胞,软骨边缘部分的软骨细胞较小,呈梭形,越近软骨中央细胞越大,并逐渐变为椭圆形和圆形,有时可见 2~4 个软骨细胞挨在一起,即为同源细胞群。软骨环缺口处,有弹性纤维组成的韧带和平滑肌束。

【高倍镜观察】

1. **假复层纤毛柱状上皮**　游离面有纤毛,呈粉红色的细丝;上皮细胞高矮不一,细胞核排列在不同的高度,很像复层上皮,上皮内有杯状细胞;上皮下有较明显的基膜。

2. **透明软骨**　软骨基质呈均质状,浅蓝色,其内有许多大小不等的腔隙即软骨陷窝,陷窝周围的软骨基质染色较深称软骨囊。软骨细胞核呈球形,染成蓝色,胞质弱嗜碱性,生活状态时软骨细胞充满整个软骨陷窝,但制片时由于胞质收缩使胞体呈不规则形,胞体与软骨囊之间露出空白的软骨陷窝。

【高倍镜下绘图】

1. 气管黏膜和黏膜下层

标注:黏膜,假复层纤毛柱状上皮,纤毛,固有层;黏膜下层,气管腺。

2. 透明软骨

标注:软骨膜,软骨基质,软骨陷窝,软骨囊,软骨细胞,同源细胞群。

(二) 肺(lung)

【片号】

【取材】　肺切片

【染色】　HE

【肉眼观察】　标本呈网状,密布大小不等的泡状空隙。

【镜下观察】　注意切片周边有无胸膜脏层(被覆有间皮),这由取材情况而定。肺实质可分为呼吸部和导气部两部分。

1. **呼吸部**

(1) **肺泡**:切片中密布大小不等的空泡,即肺泡。肺泡既可呈封闭的环形,也可有开口而呈"C"字形,这由切片位置而定。相邻肺泡之间的薄层结缔组织为肺泡隔。

(2) **肺泡囊**:由多个肺泡围成,即多个肺泡共同开口所围成的空间为肺泡囊。

(3) **肺泡管**:也是由多个肺泡围成,但在相邻肺泡开口处的肺泡隔末端有粉红色的结节状膨大,这样的结节状膨大所围成的管壁很不完整的通道,即为肺泡管。

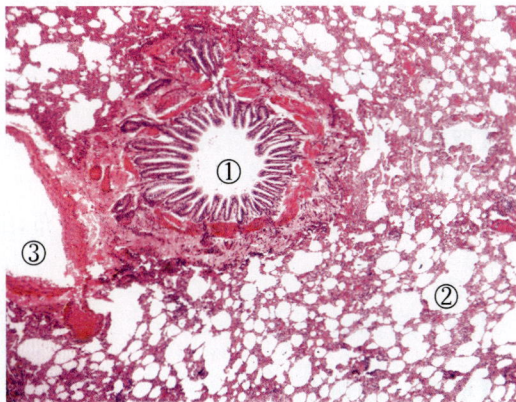

图 9-2　肺(HE,低倍)
①细支气管;②肺泡囊;③血管

(4) **呼吸性细支气管**:管壁不完整,其少部分管壁上直接连有肺泡。

2. **导气部**

(1) **小支气管**:管壁结构与气管相似。黏膜与黏膜下层之间有断续的平滑肌,黏膜下层有少量腺体,外膜有软骨片。

（2）**细支气管**：管径细、管壁薄，黏膜常形成皱襞突入官腔，管壁分层已不明显。上皮由假复层纤毛柱状逐渐变为单层纤毛柱状，杯状细胞、腺体和软骨片很少或消失，环形平滑肌纤维增多。

（3）**终末细支气管**：管径更细，管壁更薄，上皮为单层柱状，无杯状细胞、腺体和软骨片，有较完整的环形平滑肌层。

【低倍镜下绘图】

名称：肺

标注：细支气管，肺泡管，肺泡囊，肺泡，肺泡隔。

四、示　教

（一）弹性软骨（elastic cartilage）

【取材】 人的耳廓切片

【染色】 碘-铁苏木素

【低倍镜观察】 结构与透明软骨相似，但软骨基质内有许多交织成网的黑色的弹性纤维，弹性纤维在软骨陷窝周围特别密集。

（二）纤维软骨（fibrous cartilage）

【取材】 人椎间盘切片

【染色】 HE

【低倍镜观察】 软骨基质内有大量粗大成束的胶原纤维束，纤维束平行或交叉排列，软骨陷窝位于胶原纤维束之间，成行或散在分布，数量较少，软骨囊不明显，软骨细胞较小，同源细胞群少见。

（三）Ⅱ型肺泡细胞（type Ⅱ alveolar cell）

【取材】 肺切片

【染色】 HE

【高倍镜观察】 Ⅱ型肺泡细胞散在分布，细胞略凸向肺泡腔，呈立方或圆形，核圆，胞质着色浅。

（四）肺弹性纤维

【取材】 肺切片

【染色】 弹性纤维染色

【高倍镜观察】 肺泡隔内可见棕黑色细丝状的弹性纤维。

五、电镜照片

【SEM 照片】 气管假复层纤毛柱状上皮：示纤毛、杯状细胞和刷细胞。

【TEM 照片】

1. 肺泡上皮和肺泡隔　示Ⅰ型肺泡细胞、基膜和毛细血管。

2. Ⅱ型肺泡细胞　示板层小体和Ⅱ型肺泡细胞核。

六、英 文 词 汇

chondrocyte　软骨细胞
cartilage matrix　软骨基质
cartilage lacuna　软骨陷窝
bronchiole　细支气管
pulmonary lobule　肺小叶
pulmonary alveoli　肺泡
typeⅠalveolar cell　Ⅰ型肺泡细胞
typeⅡalveolar cell　Ⅱ型肺泡细胞
alveolar septum　肺泡隔
pulmonary macrophage　肺巨噬细胞
dust cell　尘细胞
blood-air barrier　气-血屏障

（文晓红　黄安培）

第 10 单元　泌尿系统（urinary system）

一、目 的 要 求

1.掌握肾泌尿小管各段的分布及结构特点,致密斑的位置和结构特点。
2.了解输尿管和膀胱壁的结构特点。

二、思 考 题

1.光镜下怎样区别近曲小管和远曲小管?
2.光镜下如何识别致密斑? 集合管的光镜结构有什么特点?
3.试比较输尿管和膀胱壁在光镜结构上的异同。

三、观 察 标 本

（一）肾（kidney）

【片号】
【取材】　肾切片
【染色】　HE
【肉眼观察】　标本近似扇形,微凸的弧面为肾表面。
【低倍镜观察】　从表面向深层观察,依次为被膜、皮质和髓质。

1.被膜　位于肾的表面,由致密结缔组织构成。

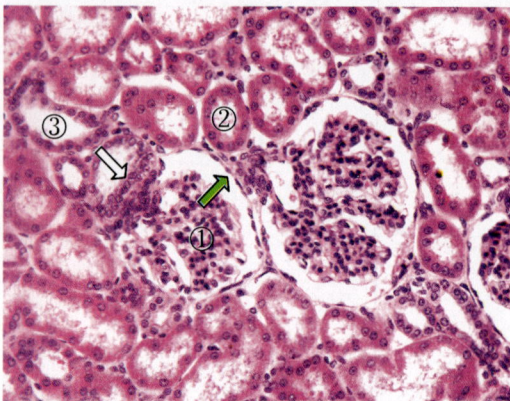

图 10-1　肾皮质迷路（HE,高倍）
①血管球;②近曲小管;③远曲小管; ⬆ 肾小囊壁层;
⬆ 致密斑

2.皮质　在被膜下方,分皮质迷路和髓放线两部分。

髓放线:由成束的管道组成,大致与肾表面垂直,为多条纵切或斜切的髓袢和集合管。

皮质迷路:位于髓放线之间,其中密布肾小体、近曲小管和远曲小管。

3.髓质　密布横切、斜切或纵切的髓袢和集合管的断面,但无肾小体。

【高倍镜观察】

1.皮质　在皮质迷路中观察肾小体、近曲小管和远曲小管。

（1）肾小体:肾小体有两极,有微动脉出入的一端,即杯形肾小囊的杯口处,是肾小体的血管极;另一端在血管极对侧称尿极,尿极与近曲小管相通(切片上不易见到)。肾小体由肾小囊和血管球组成。

肾小囊:壁层为单层扁平上皮,脏层上皮紧贴血管球,两层之间的腔隙为肾小囊腔。

血管球:镜下只见成团的细胞,其中的各种细胞难以区分。

(2) 近曲小管:管腔小而不规则;管壁厚,管壁由单层锥体形上皮细胞组成,细胞较大,分界不清,细胞质着色较红;上皮细胞腔面有高低不平的染成红色的刷状缘。

(3) 远曲小管:管腔较大而规则;管壁由单层立方上皮构成,细胞较小,细胞质着色较浅;游离面无刷状缘。

2.髓质

近端小管直部和远端小管直部:其形态特征分别与近曲小管和远曲小管相似。

细段:管径很细;管壁很薄,管壁为单层扁平上皮,细胞着色浅。

集合管:管腔最大;管壁较厚,管壁由单层立方、单层柱状或单层高柱状上皮围成,细胞体积大,胞质着色浅而明亮,细胞之间分界较清楚。

3.球旁复合体　仔细寻找靠近肾小体血管极处的远端小管断面,可见其靠血管极的管壁上皮细胞呈高柱状,核椭圆形,排列密集、整齐,位于近细胞顶部,此即致密斑。致密斑与血管极之间有一团密集的细胞,此即球外系膜细胞。球旁细胞在 HE 染色标本中难以分辨,可看示教。

【高倍镜下绘图】

名称:肾皮质迷路

标注:血管球,肾小囊腔,肾小囊壁层,近曲小管,远曲小管,致密斑,球外系膜细胞。

(二) 膀胱(urinary bladder)

【片号】

【取材】　膀胱切片

【染色】　HE

【肉眼观察】　凹凸不平面着色较深,为黏膜层。

【低倍镜观察】　区分管壁的三层结构,从内向外依次为黏膜、肌层和外膜。黏膜表面为变移上皮,上皮深面为黏膜固有层。黏膜层形成的皱襞较不规则,肌层特别发达,由内纵、中环和外纵三层平滑肌构成,各层肌纤维分界不清,外膜一般被覆间皮。

【高倍镜观察】　变移上皮较厚,由数层细胞构成。表层盖细胞大,呈立方形或低柱状,有 1~2 个细胞核,位于细胞中央,胞质嗜酸性,染粉红色。固有层由疏松结缔组织构成。

【高倍镜下绘图】

名称:膀胱黏膜

标注:变移上皮,上皮基底层,上皮中间层,上皮浅层盖细胞;固有层,疏松结缔组织。

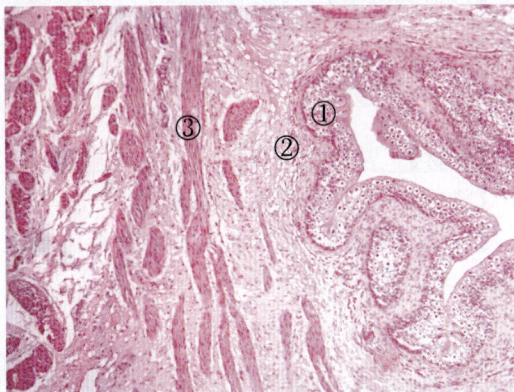

图 10-2　膀胱(HE,低倍)
①变移上皮;②固有层;③肌层

(三) 输尿管 (ureter)

【片号】

【取材】 输尿管横切片

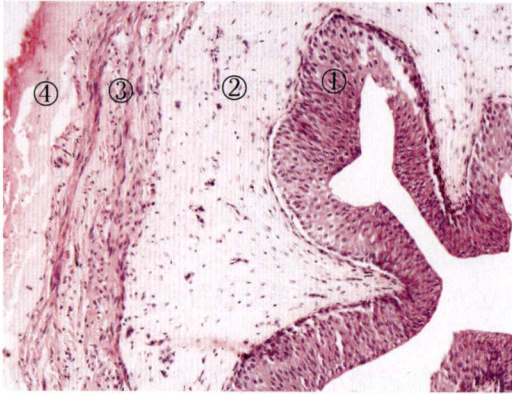

图 10-3 输尿管横切面 (HE,低倍)
①变移上皮;②固有层;③肌层;④外膜

3. **外膜** 为疏松结缔组织,无明显外界。

【低倍镜下绘图】

名称:输尿管

标注:黏膜,变移上皮,固有层;肌层;外膜。

【染色】 HE

【肉眼观察】 标本近似圆形,直径小,管腔狭小,呈星形。

【镜下观察】 区分管壁的三层结构,从内向外依次为黏膜、肌层和外膜。各层的基本结构类似膀胱壁,但输尿管壁的各层较薄些。

1. **黏膜** 黏膜形成多条纵形皱襞,皱襞较高,因此管腔狭小呈星形,上皮为变移上皮,固有层为结缔组织。

2. **肌层** 由环形和纵形排列的平滑肌束构成,可能为内纵、外纵两层,也可能为内纵、中环、外纵三层,这取决于取材部位。

四、示 教

(一) 球旁细胞 (juxtaglomerular cell)

【取材】 肾切片

【染色】 HE

【高倍镜观察】 球旁细胞位于入球微动脉内皮外侧,呈立方或多边形,体积略大,胞质丰富。

(二) 肾血管

【取材】 肾切片

【染色】 肾动脉卡红明胶灌注

【低倍镜观察】 血管腔内充满红色染料。在切片内可识别直小血管、小叶间动脉、血管球和球后毛细血管网等。

五、电 镜 照 片

【SEM 照片】 肾小体:示足细胞体、初级突起、次级突起和红细胞。

【TEM 照片】

（1）肾小体：示足细胞体、肾小囊壁层、肾小囊腔和毛细血管。

（2）肾远端小管上皮细胞：示肾小管基膜、线粒体、上皮细胞核和质膜内褶。

六、英 文 词 汇

uriniferous tubule　泌尿小管

nephron　肾单位

renal corpuscle　肾小体

glomerulus　血管球

intraglomerular mesangial cell　球内系膜细胞

renal capsule　肾小囊

podocyte　足细胞

filtration membrane　滤过膜

renal tubule　肾小管

proximal convoluted tubule　近曲小管

distal convoluted tubule　远曲小管

medullary loop　髓袢

collecting duct　集合管

juxtaglomerular cell　球旁细胞

macula densa　致密斑

（文晓红　黄安培）

第11单元　男性生殖系统
（male reproductive system）

一、目 的 要 求

1.掌握睾丸内各级生精细胞、支持细胞和睾丸间质细胞的排列、形状和大小等形态特征。

2.了解附睾、输精管和前列腺的组织结构。

二、思 考 题

1.不同生精小管断面内的生精细胞种类相同吗？为什么？

2.生精小管内支持细胞和生精细胞两者的空间分布关系。

3.睾丸间质内的间质细胞有什么形态特征（与其他细胞相比）？与生精小管内的精子发生有什么联系？

三、观 察 标 本

（一）睾丸（testis）

【片号】

【取材】　睾丸切片

【染色】　HE

【肉眼观察】　是一实质性器官的切片，无明显的管腔或管壁。

【低倍镜观察】　切片组织主要由密集的圆形、椭圆形和不规则形状的管道构成。这些管道即弯曲的圆柱状生精小管的横切或斜切面。生精小管之间的组织为间质，包含疏松结缔组织、血管等结构，其中常见成团的睾丸间质细胞。切片组织表面一侧被覆浆膜（睾丸鞘膜脏层），其下为致密结缔组织构成的白膜。生精小管壁为特殊的复层上皮——生精上皮，由生精细胞和支持细胞组成，生精小管腔小且不规则。生精上皮外有薄层粉红色均质窄带，为基膜，紧贴基膜外侧可见一层梭形的肌样细胞。

【高倍镜观察】　仔细观察辨认生精小管（实质）内的各级生精细胞和支持细胞，小管间组织（间质）内的间质细胞，主要观察其细胞核。

1.各级生精细胞

精原细胞核：一层，紧贴基膜。体积较小，细胞核圆形或椭圆形，染色质细密。

初级精母细胞核：位于生精上皮中层，有2～3层。体积最大，细胞核圆形，染色质呈粗网状或条块状，着色深。

次级精母细胞核：仅个别生精小管内可见少量，位于较晚期初级精母细胞的近腔侧，细胞核较小,染色质呈细网状。

精子细胞核:位于管腔侧,数量最多,有的为圆形有的为长形,体积较小,染色质细密。早期圆形精子细胞核位于基膜侧,圆形,染色较浅;晚期长形精子细胞核位于腔面,长形,甚至弯曲,染色较深。部分生精小管腔内可见**精子**(晚期长形精子细胞释放入生精小管腔内即为精子)的长形细胞核。长形精子细胞和精子除细胞核外还有长形或鞭毛样的胞质结构,但在所观察切片上很难看到其全貌。

2. **支持细胞**　支持细胞核位于生精细胞之间,在生精上皮的中部或近腔侧,呈椭圆形、三角形或不规则形,着色浅,细胞核内常见一个核仁。

3. **睾丸间质细胞**　睾丸间质细胞是间质内最大的细胞,近似圆形,多成群分布。胞质嗜酸性,细胞核为圆形,位于细胞中央。

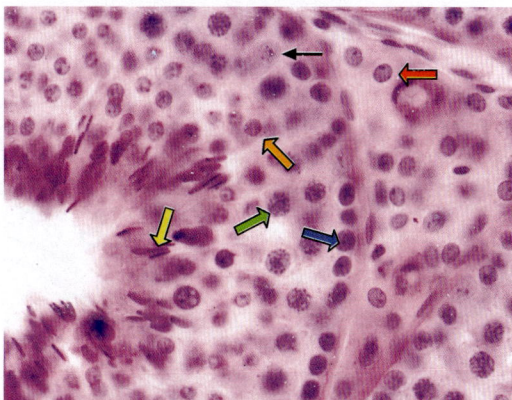

图 11-1　睾丸(树脂切片 PAS＋苏木素染色,油镜)

↑精原细胞;↑初级精母细胞;↑球形精子细胞;
↑长形精子细胞;↑支持细胞;↑睾丸间质细胞

【高倍镜下绘图】

名称:睾丸

标注:生精小管,生精上皮基膜,肌样细胞;精原细胞、初级精母细胞、圆形精子细胞、长形精子细胞;间质细胞;支持细胞。

(二) 输精管(vas deferens)

【片号】

【取材】　输精管横切片

【染色】　HE

【低倍镜观察】　输精管的管壁厚,管腔窄,腔内可见一些精子。

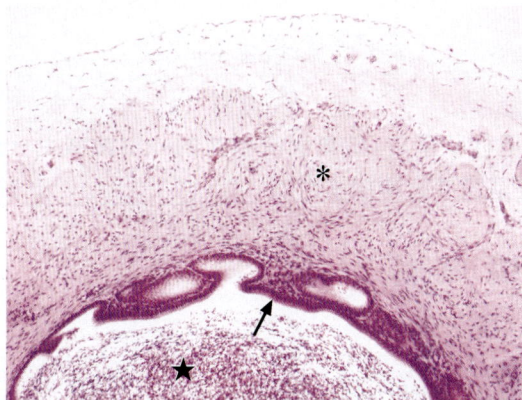

图 11-2　输精管横切面(HE,低倍)

↑假复层柱状上皮;* 肌层;★精子团

【高倍镜观察】　管壁从内向外依次为**黏膜**、**肌层**和**外膜**。

1. **黏膜**　上皮为假复层柱状上皮,固有层为薄层富含弹性纤维的细密结缔组织。黏膜向腔内形成多条纵行皱襞,管腔凹凸不规则。

2. **肌层**　较厚,为平滑肌。可分出内纵、中环、外纵三层。

3. **外膜**　为一层富含血管和神经的疏松结缔组织。

【高倍镜下绘图】

名称:输精管

标注:黏膜,假复层柱状上皮,固有层,

肌层,外膜。

(三) 前列腺(Prostate Gland)

【片号】

【取材】 人前列腺切片

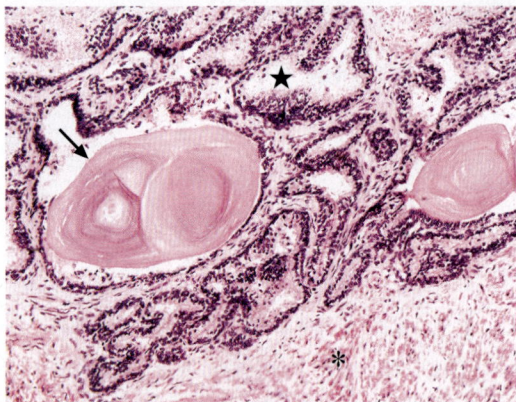

图 11-3 前列腺(HE,高倍)

★腺泡;↑腺泡腔内凝固体;* 间质内平滑肌

【染色】 HE

【低倍镜观察】 腺表面为结缔组织被膜,腺实质内可见大小不等的腺泡。腺泡壁为单层上皮,部分腺泡腔内可见染成红色的同心圆板层状结构,为前列腺凝固体。

【高倍镜观察】 腺泡上皮多为单层立方、单层柱状或假复层柱状上皮。前列腺被膜内富含平滑肌束,腺泡之间的间质内也富含平滑肌束。

【高倍镜下绘图】

名称:前列腺

标注:腺泡上皮,腺泡腔,前列腺凝固体,间质内平滑肌。

四、示 教

(一) 输出小管附睾(efferent duct)

【取材】 附睾切片

【染色】 HE

【高倍镜观察】 输出小管上皮由单层高柱状细胞群和低柱状细胞群相间排列构成,上皮厚薄不一,管腔不规则,其内可见成团的精子。

(二) 附睾管(epididymal duct)

【取材】 附睾切片

【染色】 HE

【高倍镜观察】 附睾管上皮为假复层纤毛柱状上皮,游离面有粗长的一层微绒毛——静纤毛,腔面较整齐,腔内常充满精子团;上皮基膜外有薄层平滑肌。

五、电镜照片

【SEM 照片】 显示精子的形态。

【TEM 照片】 显示精子、支持细胞和睾丸间质细胞的超微结构。

六、英 文 词 汇

seminiferous tubule　生精小管

spermatogenesis　精子发生

spermiogenesis　精子形成

spermatogonium　精原细胞

spermatocyte　精母细胞

spermatid　精子细胞

spermatozoon(*pl.* spermatozoa)　精子

acrosome　顶体

Sertoli cell　睾丸支持细胞

Leydig cell　睾丸间质细胞

（郭　洋　杨正伟）

第12单元 女性生殖系统
（female reproductive system）

一、目 的 要 求

1.掌握卵巢的一般结构和各级卵泡的形态结构特征。了解闭锁卵泡的结构特点。

2.掌握子宫壁的一般结构,掌握增生期和分泌期子宫内膜的结构特点。

3.了解输卵管和乳腺的结构。

二、思 考 题

1.光镜下如何区别原始卵泡、初级卵泡和次级卵泡?

2.一个正常未婚女子在月经周期第 20 天时,其卵巢和子宫内膜各有哪些结构特点?

3.怎样识别增生期子宫内膜和分泌期子宫内膜?

三、观 察 标 本

(一) 卵巢（ovary）

【片号】

【取材】 卵巢切片

【染色】 HE

【肉眼观察】 标本近似圆形或椭圆形,表面光滑,内有一些大小不等的腔隙,此即卵泡腔。此外,有的切片上可见到体积较大,染成浅粉红色的圆形结构是黄体。

【低倍镜观察】

1.被膜 卵巢表面覆盖单层扁平(成年)或立方(幼年)的表面上皮,其下为薄层致密结缔组织构成的白膜(不太明显)。

2.皮质 白膜深面,卵巢的外周部分为皮质,较厚,含有不同发育阶段的卵泡、闭锁卵泡、黄体和白体等;这些结构之间为结缔组织。

3.髓质 与皮质无明确界限。位于中央,狭小,为疏松结缔组织,内有丰富的血管和淋巴管。近卵巢门处可见少量形似睾丸间质细胞的门细胞。

【高倍镜观察】

1.原始卵泡 位于皮质浅层,数量多。卵泡圆、最小。中央为一个圆形的初级卵母细胞,其周边为一层单层扁平的卵泡细胞包绕。初级卵母细胞体积大,圆形,核大而圆,着色浅淡,常有一个明显的核仁;胞质内有卵黄颗粒(不易分辨颗粒)。卵泡细胞小,细胞界限不易分清,可见其染色较深的扁圆形细胞核。

2.初级卵泡 位于原始卵泡深面,常有数个,比原始卵泡大。

较早期的初级卵泡,体积较原始卵泡大,初级卵母细胞开始增大,卵泡细胞呈单层立方或单层柱状,透明带开始形成。

稍后期的初级卵泡,体积增大,初级卵母细胞增大,卵泡细胞变为多层,最内层的卵泡细胞构成放射冠。初级卵母细胞与放射冠之间环形的一层均质状、嗜酸性的膜即透明带明显。

较晚期的初级卵泡,周围的结缔组织变得较致密,称卵泡膜。

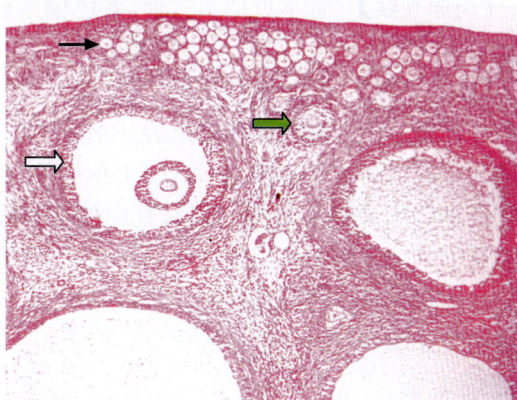

图 12-1　卵巢(HE,低倍)

↑原始卵泡;⬆初级卵泡;⇧次级卵泡

3. **次级卵泡**　位于皮质的深面,较初级卵泡体积进一步增大。

(1) **卵泡腔**:为卵泡细胞之间的一新月形的大腔,腔内常有染成浅红色的絮状物,为卵泡液中的蛋白质凝固形成。

(2) **卵丘**:在卵泡腔的一侧,有的可见卵丘(有的次级卵泡看不见卵丘,为什么?)。卵丘的中央为初级卵母细胞,周围有**透明带**、**放射冠**和几层**卵泡细胞**包裹。

(3) **颗粒层**:卵泡腔的壁由数层卵泡细胞(颗粒细胞)构成,称**颗粒层**。细胞界限不清,只见到密集排列的圆形细胞核。

(4) **卵泡膜**:在颗粒层的外面,结缔组织形成的卵泡膜增厚,分为内外两层,**内膜层**比较疏松,含有较多的多边形或梭形的膜细胞和丰富的毛细血管;**外膜层**纤维较多,细胞和血管较少,并有少许平滑肌细胞。

4. **接近成熟的卵泡**　体积较初级卵泡进一步增大,位置靠近卵巢表面。初级卵母细胞很大,卵泡腔变大,颗粒层变薄,透明带增厚,放射冠细胞和卵泡细胞之间出现裂隙,卵丘与颗粒层连接部变窄。(标本上为什么很少见到成熟卵泡?)

注意:在切片中,初级卵母细胞的核常未切到。又由于切片经卵泡的部位不同,可能卵丘未切到,只能看至中空的卵泡;如果卵泡腔未切到,则只能看到一团卵泡细胞。

5. **闭锁卵泡**　在卵泡发育的不同阶段闭锁以及处于闭锁过程的不同时期,形态差异很大。早期者可见初级卵母细胞核固缩,卵泡细胞的**凋亡小体**(强嗜碱性染色的核碎片),卵泡内出现巨噬细胞和中性粒细胞;晚期者仅见透明带塌陷形成的嗜酸性不规则环状物。此外,切片中还可见一些大小不等的细胞团,是次级卵泡闭锁形成的**间质腺**。

【低倍镜下绘图】

名称:卵巢皮质

标注:表面上皮,白膜;原始卵泡,初级卵母细胞,卵泡细胞;初级卵泡,透明带;次级卵泡的卵泡腔,卵丘,放射冠,卵泡膜内层,卵泡膜外层。

(二) 子宫(uterus)

【片号】

【取材】　人增生期或分泌期子宫壁切片

【染色】　HE

【肉眼观察】 标本近似长方形，着色偏紫蓝色的一端为内膜；染成粉红色、很厚的部分是肌层。

【镜下观察】 区分子宫壁的三层结构，由内向外依次为内膜、肌层和浆膜。

1. 内膜 由上皮和固有层组成。上皮为单层柱状，由大量分泌细胞和散在的纤毛细胞组成。固有层内有子宫腺，单管状，由单层柱状上皮围成。腺体之间为结缔组织，有丰富的网状纤维（HE 染色下观察不到），其中的细胞成分主要是内膜基质细胞。部分切片中可见固有层中有较多的不甚规则的小动脉切面，即螺旋动脉。

仔细观察，可将固有层分为界限不明显的两层：功能层近腔面，较厚，其子宫腺较大，基质细胞较分散，染色稍浅；基底层靠近肌层，较薄，其子宫腺较小，腺周的基质细胞较多而密集，染色较深。

增生期子宫内膜：子宫腺较少，腺腔较直，狭窄且规则，子宫腺腺细胞染色较深。螺旋动脉位于基底层的深部。

分泌期子宫内膜：内膜进一步增厚，呈海绵状。子宫腺较多、较密集，腺腔扩大，形态弯曲不规则，腔内常见嗜酸性分泌物，腺细胞的胞质着色较浅。在固有层细胞间可见红色的均质状液体即为水肿现象，并可见有较多的白细胞。内膜中螺旋动脉长、弯曲，伸达内膜表面，血管腔内充满红细胞，称为充血。

你观察的标本属于哪一期？

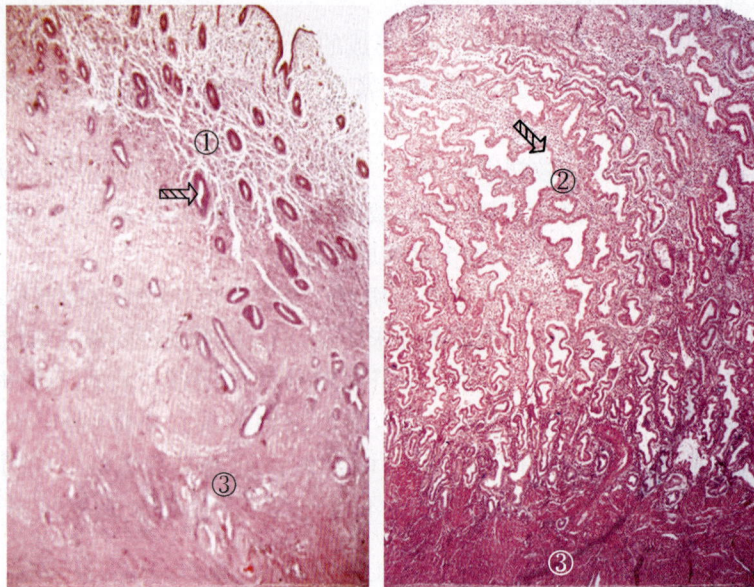

图 12-2 子宫（HE，低倍）
①增生期内膜；②分泌期内膜；③肌层；子宫腺

2. 肌层 最厚，占子宫壁的大部分，可见大量平滑肌束的不同切面，肌束之间有少量疏松结缔组织分隔。肌束走向较乱，互相交织，肌层分层不易分辨，由内向外大致可分为三层：黏膜下层、中间层和浆膜下层。黏膜下层和浆膜下层较薄，主要为纵行平滑肌束，中间层较厚，以环形平滑肌束为主，有较大的血管穿行其间。

3. 外膜 子宫体底部为浆膜，其余部位为纤维膜。

【低倍镜下绘图】

名称：子宫内膜和部分肌层

标注：子宫内膜，单层柱状上皮，固有层，子宫腺，结缔组织，子宫肌层。

(三) 输卵管(oviduct)

【片号】

【取材】　输卵管横切片

【染色】　HE

【肉眼观察】　标本近似圆形，腔面有很多染成紫蓝色皱襞为黏膜突起，其外染成粉红色环状结构为管壁其他部分。

【低倍镜观察】

1. 黏膜　黏膜局部突向管腔形成许多有分支的皱襞，使管腔狭小，只留下不规则的裂隙(此为输卵管的特点)。黏膜表面为单层柱状上皮，其下是薄层细密结缔组织，即固有层，其内含较多血管。

2. 肌层　肌层为内环、外纵两层平滑肌，但无明显分界。纵行肌排列很分散，其周围充满大量结缔组织和血管。

3. 浆膜　浆膜被覆间皮，其下为富含血管的疏松结缔组织。

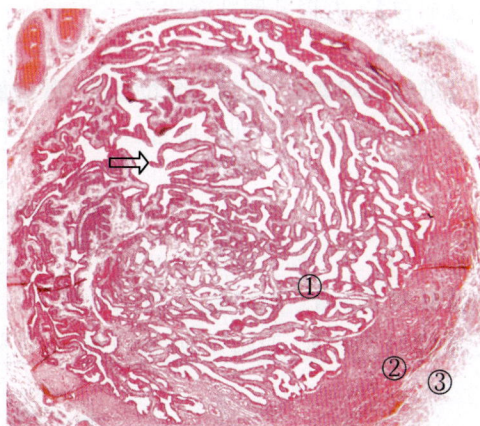

图 12-3　输卵管(HE，低倍)

①黏膜；②肌层；③外膜；⇧黏膜皱襞

【高倍镜观察】

输卵管的上皮为单层柱状上皮，由两种细胞组成：一种是纤毛细胞，细胞较大，胞核呈圆形或椭圆形，染色较浅，细胞游离面有纤毛；另一种是分泌细胞，细胞较小，夹于纤毛细胞之间，胞核呈长椭形，染色较深，胞质嗜酸性。

【低倍镜下绘图】

名称：输卵管

标注：输卵管黏膜，单层柱状上皮，固有层；肌层；浆膜。

四、示　　教

(一) 黄体(corpus luteum)

【取材】　兔卵巢切片

【染色】　HE

【低倍镜观察】　黄体很大，为一细胞团，近似圆形或椭圆形，中央染成红色的区域为凝血块，周围是许多黄体细胞呈条索状放射状排列，两种黄体细胞难以区分。

(二) 白体(corpus albicans)

【取材】　人卵巢切片

【染色】 HE

【低倍镜观察】 白体表面包裹着结缔组织的被膜,结缔组织伸入白体将其分隔成小区。

(三) 静止期乳腺(mammary gland, resting period)

【取材】 人静止期乳腺切片

【染色】 HE

【低倍镜观察】 切片内有大量疏松结缔组织和脂肪组织。乳腺小叶较分散,小叶是由腺泡、导管和一些结缔组织组成。但腺泡和导管不易区别。

(四) 活动期乳腺(mammary gland, active period)

【取材】 人授乳期乳腺切片。

【染色】 HE

【低倍镜观察】 可见大量的腺泡,腺泡腔很大,腔内常见嗜酸性分泌物(乳汁)。少量结缔组织将乳腺分隔成小叶,血管、神经和小叶间导管走行于小叶间结缔组织内。

五、电 镜 照 片

【SEM 照片】 卵细胞(附着大量精子)。

【TEM 照片】 原始卵泡,初级卵泡,粒黄体细胞,膜黄体细胞。

六、英 文 词 汇

ovarian follicle　卵泡

oocyte　卵母细胞

follicular cell　卵泡细胞

zona pellucida　透明带

corona radiata　放射冠

theca cell　膜细胞

ovulation　排卵

corpus luteum　黄体

perimetrium　子宫外膜

myometrium　子宫肌层

endometrium　子宫内膜

menstrual cycle　月经周期

(李　静　黄安培)

第 13 单元　皮肤(skin)

一、目 的 要 求

1. 掌握表皮和真皮的组织结构。
2. 了解皮下组织、汗腺、皮脂腺和毛的结构。
3. 了解触觉小体、环层小体的位置和结构。

二、思 考 题

1. 皮肤分哪几层？表皮、真皮和皮下组织各由什么组织构成？
2. 表皮有哪几种细胞？分布在什么位置？各有何功能？真皮分哪两层？二者有何不同？
3. 光镜下指皮与头皮结构有何不同？
4. 光镜下如何区别皮脂腺和汗腺？怎样区分汗腺的分泌部与导管？

三、观 察 标 本

(一) 无毛皮(hairless skin)

【片号】
【取材】　人手指掌侧皮肤垂直切片
【染色】　HE
【肉眼观察】　切片的一侧染深红色的部分是表皮的角质层,它与其深面染紫蓝色的部分共同构成表皮；表皮深面染粉红色的部分为真皮,再深面染色更浅呈空网状的部分是皮下组织。

【镜下观察】

1. 表皮　为角化的复层扁平上皮,其基部与真皮交界处凹凸不平。表皮由深到浅可分为五层：

基底层：为表皮最深部的一层细胞,细胞呈低柱状,胞质染色较深,嗜碱性,细胞界限不清。此层中有一些胞质清亮、核椭圆深染的圆形细胞,为黑素细胞。

棘层：在基底层浅部,由多层多边形细胞(棘细胞)组成。细胞较大,胞质弱嗜碱

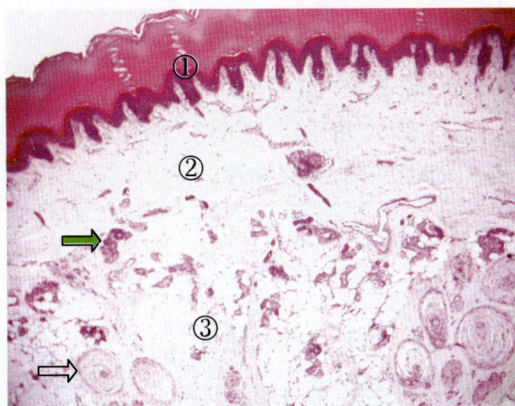

图 13-1　手指掌面皮肤(HE,低倍)
①表皮；②真皮；③皮下组织；⬆汗腺；⇧环层小体

性;调暗视野光线,可见相邻细胞间有许多短小的棘状突起镶嵌连接。

颗粒层:在棘层浅部,由3~5层梭形细胞构成,颗粒层的细胞质内有染成深蓝色的透明角质颗粒。

透明层:在颗粒层表面,由几层扁平细胞构成,但切片中已看不出细胞的结构,细胞核已消失,细胞界限不清,呈一薄层粉红色发亮的均质结构。

角质层:表皮最浅部,由数十层扁平细胞构成,很厚,染成红色,细胞核消失,细胞轮廓不清,成均质状(细胞层间常见人工裂隙)。角质层中可见成串的圆形小腔隙,为螺旋状走形的汗腺导管横切面。

2. 真皮 主要由致密结缔组织组成。

乳头层:为真皮的浅层,染色较浅、纤维较细,乳头层向表皮底层部伸出的突起即称真皮乳头。沿着乳头层寻找,有的乳头内可见一粉红椭圆形小体,即触觉小体,有的则有较多的毛细血管分布。

网织层:为真皮的深层,较厚,是典型的不规则致密结缔组织,纤维粗大成束,纵横交织。切片上胶原纤维束呈许多大小不等、形状不规则、排列方向不一致的粉红色条状结构。纤维束之间有各种形态的细胞核,主要是成纤维细胞的细胞核。网织层内除有血管、大小不等的神经纤维束、环层小体外,还有许多汗腺分泌部和导管的断面。

3. 皮下组织 在真皮深部,结构疏松,染色浅。注意与真皮区别:富含脂肪组织。

观察脂肪组织。脂肪细胞很大,圆形或椭圆形,胞质里充满了脂滴,制片时脂质溶解而成空泡状,胞核被挤到细胞边缘呈弯月形,染色较深。有的脂肪细胞看不到细胞核(为什么?)。大量的脂肪细胞群被结缔组织分隔成脂肪小叶。

在真皮深层或皮下组织中寻找环层小体。环层小体很大,圆形或椭圆形,由许多层扁平细胞同心圆排列而成。小体中央有一红色圆点或杆状结构,内有神经纤维末梢(HE染色看不见)。

4. 汗腺 分泌部位于真皮网织层或皮下组织内,多成群存在。腺腔小,由单层低柱状或立方状细胞围成,腺细胞染色较浅,腺细胞与基膜之间可见扁平梭形的肌上皮细胞。导管由双层立方上皮围成,细胞较小,染色较深,导管从皮下组织或网织层上行,穿过乳头层在相邻的真皮乳头之间穿入表皮,在表皮内形成螺旋形隧道,最后开口于皮肤表面的汗孔。

【高倍镜下绘图】

名称:无毛皮

标注:表皮,角质层,透明层,颗粒层,棘层,基底层;真皮,真皮乳头,触觉小体,胶原纤维束,成纤维细胞核,汗腺导管。

(二) 头皮(scalp)

【片号】

【取材】 人头皮垂直切片

【染色】 HE

【肉眼观察】 切片呈一长条状,一面被染成紫蓝色细线即为表皮,表皮下方染成粉红色的为真皮,再深面染色更浅呈空网状的部分是皮下组织。在真皮中有一些斜行蓝紫色的结构即毛囊。头皮有许多毛,有的毛被切断而不露于表皮之外。

【镜下观察】

表皮薄,角质层只有几层细胞,无透明层,颗粒层也常缺如,基底层细胞内含有棕色的色素。真皮较厚,内有毛根、毛囊、立毛肌、皮脂腺及汗腺等。

毛由数层富含色素的角化上皮细胞构成。其伸出皮肤外的部分为毛干,埋在皮肤内的部分为毛根。毛根的外面围着与表皮相连续的上皮性鞘,再外是与真皮相连的结缔组织性鞘,上皮性鞘和结缔组织性鞘构成毛囊。毛根和毛囊上皮性鞘的下端混为一体形成膨大的毛球,毛球底面内凹并有结缔组织突入为毛乳头。制片过程中有的毛根已脱落而只剩下毛囊。

在毛根与表皮所形成的钝角侧,有红色斜行的平滑肌束,称立毛肌,其一端连于毛囊的结缔组织鞘上,另一端终止于真皮浅部。但有时因切得不完整而只看到被切断的肌束的一小部分。

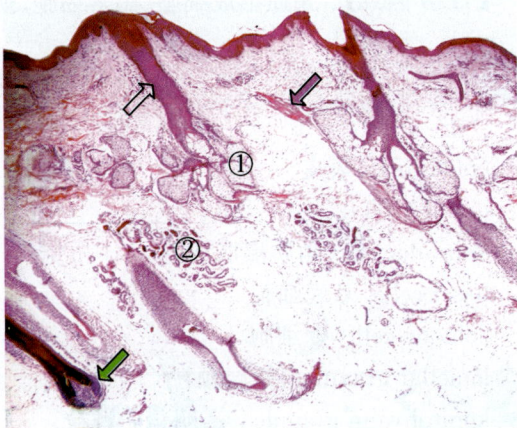

图 13-2　头皮(HE,低倍)

①皮脂腺;②汗腺;⇧毛囊;⬆毛球;⬆立毛肌

皮脂腺位于毛囊与立毛肌之间,其分泌部为一团实心的上皮细胞团,染色较浅,其导管很短,开口于毛囊。

汗腺与指皮内所见相同,注意皮脂腺与汗腺的区别。

【低倍镜下绘图】

名称:头皮

标注:表皮,真皮,毛囊,毛球,毛乳头,立毛肌,皮脂腺,汗腺。

四、示　教

(一) 黑素细胞(melanocyte)

【取材】　人手指掌侧皮肤垂直切片

【染色】　HE

【高倍镜观察】　皮肤表皮最深部的一层细胞为基底层,与真皮凹凸不平相接。基底层细胞呈低柱状,胞质染色较深,嗜碱性,细胞界限不清。此层中有一些胞质清亮、核椭圆深染的圆形细胞,为黑色素细胞。

(二) 体皮

【取材】　人背部皮肤垂直切片

【染色】　HE

【低倍镜观察】　结构似头皮。表皮较薄,角质层也较薄,上皮表面凹凸不平。真皮较厚,但毛稀少,纤细。可见汗腺导管和分泌部,毛囊、皮脂腺和立毛肌少。

五、电 镜 照 片

【TEM照片】 角质形成细胞、黑素细胞、朗格汉斯细胞、梅克尔细胞。

六、英 文 词 汇

epidermis 表皮

dermis 真皮

keratinocyte 角质形成细胞

basal cell 基底细胞

spinous cell 棘细胞

lamellar granule 板层颗粒

keratohyalin granule 透明角质颗粒

horny cell 角质细胞

melanocyte 黑素细胞

Langerhans cell 朗格汉斯细胞

hypodermis 皮下组织

hair papilla 毛乳头

sebaceous gland 皮脂腺

（李　静　黄安培）

第14单元 内分泌系统（endocrine system）

一、目 的 要 求

1. 掌握腺垂体远侧部、甲状腺、肾上腺的结构。
2. 了解腺垂体中间部、神经垂体、甲状旁腺的结构。

二、思 考 题

1. 甲状腺滤泡上皮细胞的细胞核有的圆，有的扁，为什么？滤泡内胶质和上皮细胞之间的空泡是怎样形成的？
2. 请结合肾上腺皮质简述分泌类固醇激素细胞形态结构上有哪些共同的特点？

三、观 察 标 本

（一）垂体（hypophysis）

【片号】
【取材】 垂体切片
【染色】 HE
【肉眼观察】 标本大部分染成红色，此乃远侧部（前叶）；染成淡红色部分为神经部；二者之间为中间部。

【低倍镜观察】 垂体表面包以结缔组织被膜。内部染色深、细胞多的部分是远侧部；染色浅、细胞少的部分是神经部；二者交界处有粉红色滤泡的部分是中间部。

【高倍镜观察】

1. 远侧部（前叶） 腺细胞排列成索或团，其间有丰富的血窦。仔细辨认三种腺细胞：嗜酸性细胞胞质内有许多染成红色的嗜酸性颗粒；嗜碱性细胞胞质内有许多染成紫蓝色的嗜碱性颗粒；嫌色细胞较小，切片中只见染成紫蓝色的细胞核而看不见细胞质。

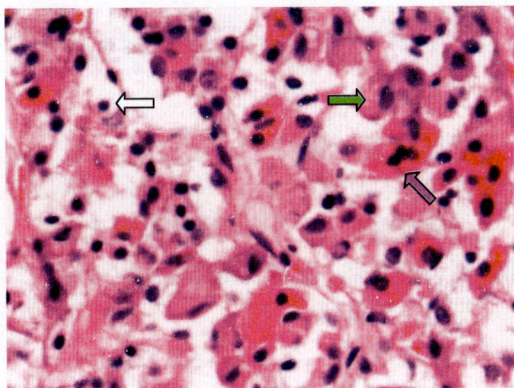

图 14-1 腺垂体远侧部（HE，高倍）

⬆嗜酸性细胞；⬆嗜碱性细胞；⬆嫌色细胞

2. 神经部 可见染成淡红色的无髓神经纤维束；紫蓝色的细胞核多数为神经胶质细胞（垂体细胞）的细胞核；散在的粉红色均质团块为赫令体（见示教）。

3. **中间部**　位于远侧部和神经部之间,可见一些含粉红色胶状物的滤泡(有时滤泡可以很大),还有小型嗜碱性细胞,也有少许远侧部的各种细胞。

【高倍镜下绘图】

名称:腺垂体远侧部。

标注:嗜酸性细胞,嗜碱性细胞,嫌色细胞。

(二) 甲状腺 (thyroid gland)

【片号】

【取材】　甲状腺切片

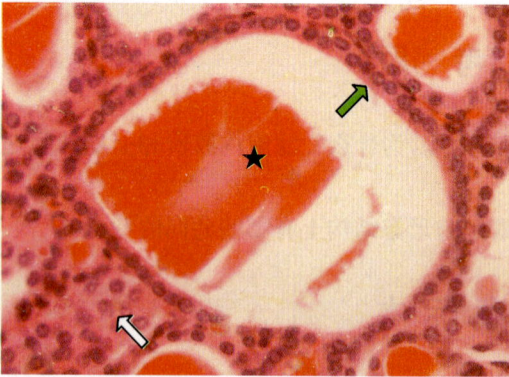

图 14-2　甲状腺(HE,高倍)

★滤泡胶质;⬆滤泡上皮细胞;⇧滤泡旁细胞

【染色】　HE

【肉眼观察】　甲状腺呈团状。有时切片上可以见到环状的气管。

【低倍镜观察】　细胞排列成滤泡状,间质富含窦状毛细血管。

【高倍镜观察】　滤泡上皮细胞呈立方形,核圆,染成蓝色,形状随功能状态变高或变低。胞质嗜酸性,染成红色。滤泡腔内含胶质,切片上呈红色、均质状。在滤泡上皮细胞之间有时可找到单个体积较大、胞质明亮的细胞,此即滤泡旁细胞。滤泡之间的结缔组织内有时也可找到滤泡旁细胞。

【高倍镜下绘图】

名称:甲状腺

标注:滤泡上皮细胞,滤泡胶质,滤泡旁细胞。

(三) 肾上腺 (adrenal gland)

【片号】

【取材】　肾上腺切片

【染色】　HE

【肉眼观察】　器官最表面为结缔组织被膜,周边染色浅,为肾上腺皮质;中央染色深,为肾上腺髓质。

【低倍镜观察】　器官最表面覆盖一层结缔组织被膜,内含丰富的窦状毛细血管。

实质分为浅层的皮质和深层的髓质。皮质由浅入深分为球状带、束状带和网状带。球状带位于被膜下方,细胞排列成团状,染色较深;束状带位于球状带与网状带之间,细胞呈单/双行索状排列,染色较浅;

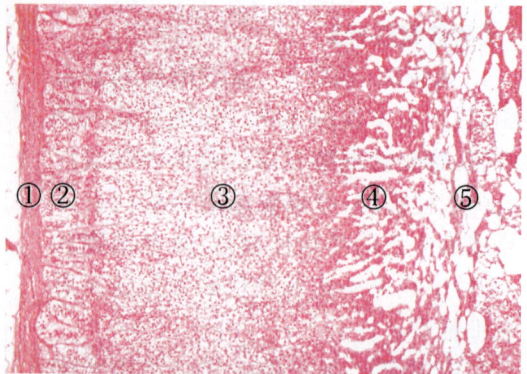

图 14-3　肾上腺(HE,低倍)

①被膜;②球状带;③束状带;④网状带;⑤髓质

网状带位于皮质最内层，细胞排列呈索状，并吻合成网，染色较深。肾上腺髓质细胞排列成团/索状。

　　【高倍镜观察】　皮质球状带细胞体积较小，染色较深；束状带细胞为典型的类固醇激素分泌细胞，细胞体积大，染色较浅，胞质内的脂滴多呈空泡；网状带细胞体积较小，染色较深，胞核较小；髓质以嗜铬细胞为主，细胞呈多边形，内含嗜铬颗粒，染色较深。

　　【低倍镜下绘图】
　　名称：肾上腺
　　标注：被膜、球状带、束状带、网状带、髓质。

四、示　　教

（一）神经垂体（neurohypophysis）

　　【取材】　垂体切片
　　【染色】　HE
　　【高倍镜观察】　神经垂体以无髓神经纤维为主，特征性结构为赫令体，呈红色均质状团块。位于神经垂体的神经胶质细胞即为垂体细胞。

（二）滤泡旁细胞（parafollicular cell）

　　【取材】　甲状腺切片
　　【染色】　硝酸银染色
　　【高倍镜观察】　滤泡旁细胞散在分布于滤泡上皮细胞之间或成团分布于滤泡之间的结缔组织内，银染胞质内有嗜银颗粒，染成棕黑色。

（三）甲状旁腺（parathyroid gland）

　　【取材】　甲状旁腺切片
　　【染色】　HE
　　【高倍镜观察】　甲状旁腺实质由主细胞和嗜酸性细胞构成，腺细胞排列呈索、团状。主细胞数量多，细胞较小，细胞质染色较浅；嗜酸性细胞数量少，细胞较大，细胞质染色较红。

五、电镜照片

　　【TEM 照片】　甲状腺滤泡上皮细胞与滤泡旁细胞、肾上腺皮质束状带细胞、肾上腺髓质细胞、腺垂体远侧部细胞。

六、英文词汇

acidophil　嗜酸性细胞
basophil　嗜碱性细胞
chromophobe cell　嫌色细胞

follicular epithelial cell　滤泡上皮细胞

parafollicular cell　滤泡旁细胞

adrenal cortex　肾上腺皮质

zona glomerulosa　球状带

zona fasciculata　束状带

zona reticularis　网状带

adrenal medulla　肾上腺髓质

chromaffin cell　嗜铬细胞

（赵圆宇　黄安培）

第 15 单元 眼和耳(eye and ear)

一、目 的 要 求

1. 掌握眼球壁的结构层次、角膜和视网膜的结构。
2. 掌握螺旋器的结构。
3. 了解眼球其他结构、眼睑的结构。
4. 了解位觉斑、壶腹嵴的结构。

二、思 考 题

1. 请结合眼球壁和眼球内容物的结构,简述光线在眼球内透射和形成神经冲动的过程。
2. 膜蜗管有哪 3 个壁? 螺旋器有哪几种支持细胞和感觉细胞? 听弦和盖膜在哪个位置? 起什么作用?

三、观 察 标 本

(一) 眼球(eye-ball)

【片号】
【取材】 眼球矢状切片
【染色】 HE
【肉眼观察】 眼球壁最外一层染成粉红色为纤维膜,其前 1/6 稍凸为角膜,后 5/6 为巩膜。角膜正后方染红色的椭圆体为晶状体。覆盖在晶状体前面的两个棕黑色条状物即为虹膜切面,两条虹膜切面之间的空隙即为瞳孔。虹膜根部连于三角形的突起即睫状体。眼球壁的最内层染成紫蓝色即视网膜,介于视网膜与巩膜之间染成棕黑色的部分为脉络膜。眼球内部的大腔为玻璃体的位置。

【镜下观察】

1. 眼球壁 从外向内依次为纤维膜、血管膜和视网膜。

(1) 纤维膜:主要由致密结缔组织构成,其前 1/6 稍向前凸为角膜,后 5/6 为巩膜。

角膜:可分为五层,由前向后为:①角膜上皮:为复层扁平上皮,基部平整无乳头,表层无角化。②前界层:为一层染成粉红色的透明均质薄膜。③角膜基质:由许多与表面平行排列的胶原纤维组成,纤维纤细,胶原纤维之间有少量扁平的成纤维细胞,无血管。④后界层:亦为一层染成粉红色的透明均质薄膜,一般比前界层薄。⑤角膜内皮:为单层扁平上皮。

巩膜:为致密结缔组织,内有血管。

角膜缘:为巩膜与角膜交界处。在角膜缘内侧的巩膜结缔组织中有内皮性管道即巩膜静脉窦,巩膜静脉窦内侧呈网状的结构即小梁网(巩膜静脉窦和小梁网有何功能?)

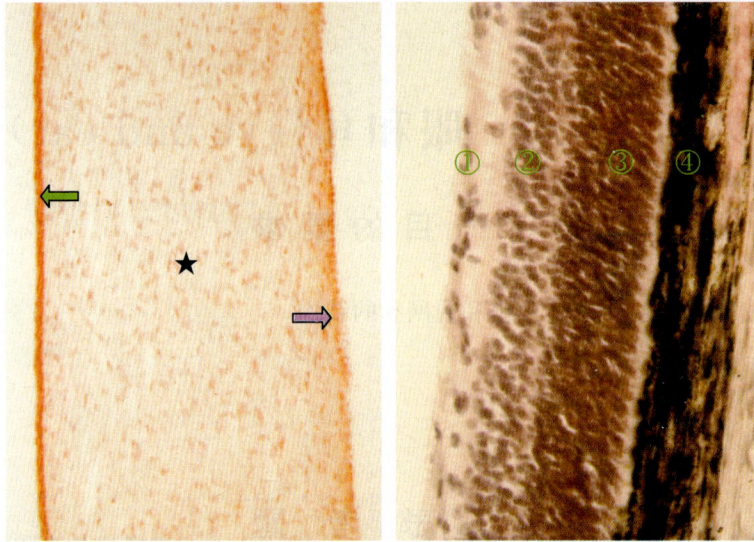

图 15-1　角膜(左)和视网膜(右)(HE,高倍)

⬆角膜上皮;★角膜基质;⬆角膜内皮;①节细胞层;②双极细胞层;③视细胞层;④色素上皮层

(2) **血管膜**:为富含血管和色素细胞的疏松结缔组织,由前到后依次为**虹膜**、**睫状体**和**脉络膜**。

虹膜:为环行的膜,由前向后可分三层:①前缘层:为一层不连续的成纤维细胞和色素细胞。②虹膜基质:为富含血管与色素细胞的疏松结缔组织,在靠近瞳孔缘处有染成粉红色的**瞳孔括约肌**,肌纤维被横切。③虹膜上皮:由两层细胞组成,前层细胞分化为**瞳孔开大肌**,切片上染成粉红色,很薄,肌纤维呈放射状走行;后层为**色素上皮层**,呈棕黑色。

睫状体:位于虹膜基部,切片中呈三角形,从外向内由三种成分组成:①睫状肌:为纵行、放射状及环行的平滑肌。②基质:是富含血管和色素细胞的疏松结缔组织。③睫状体上皮:由两层细胞组成,外层为色素上皮层,呈棕黑色;内层为非色素上皮层,染成粉红色。

脉络膜:睫状体向后延续为脉络膜,为血管膜的后 2/3 部分,为一层富含血管和色素细胞的疏松结缔组织,呈棕黑色,制片过程中收缩为很薄的一层。

(3) **视网膜**:分盲部和视部两部分,**盲部**即虹膜上皮和睫状体上皮,视部位于脉络膜的内侧。**视部**由四层细胞组成,由外向内依次为色素上皮层、视细胞层、双节细胞层和节细胞层。

色素上皮层:细胞呈立方形,排成单层,呈棕黑色,紧贴脉络膜。

视细胞层:在色素上皮层的内侧,可见较厚的一层密集的细胞核,此即视细胞的细胞核,其中的**视杆细胞**与**视锥细胞**不能区分。

双极细胞层:在视细胞层的内侧,又有较薄的一层密集的细胞核,主要为双极细胞的细胞核。

节细胞层:在双极细胞层的内侧,有一层较分散的细胞核,此即节细胞的细胞核。

2. **眼球内容物**　有**房水**、**晶状体**和**玻璃体**。

(1) **晶状体**:位于虹膜的后方,切片中为染成红色的椭圆体。晶状体的表面,为一薄层由胶原原纤维组成的晶状体囊所包绕(染为淡红色)。晶状体的前面为单层立方上皮组成的晶状体上皮,上皮细胞在晶状体的赤道附近变为晶状体纤维,该处细胞核仍存在,渐近晶状体中心,细胞核渐消失不见。

(2) 玻璃体:位于晶状体后方的大腔内,由无色透明的胶状物质构成,制片时胶状物质已流失。

【高倍镜下绘图】

名称:视网膜视部

标注:色素上皮层,视细胞层,双极细胞层,节细胞层。

(二) 眼睑(eye-lid)

【片号】

【取材】　上眼睑矢状切片

【染色】　HE

【肉眼观察】　标本微凸染色较深的一侧为皮肤,略尖的一端为睑缘。

【低倍镜观察】　眼睑由前向后依次为皮肤、皮下组织、肌层、纤维层和睑结膜。

皮肤:薄,睑缘处有睫毛。睫毛附近有小皮脂腺称睑缘腺(Zeis 腺)。附近还有腺腔较大的汗腺称睫腺(Moll 腺),开口于睫毛毛囊或睑缘。

皮下组织:为薄层疏松结缔组织。

肌层:有眼轮匝肌和提上睑肌,为骨骼肌;还有睑肌,为平滑肌。

纤维层:主要由睑板组成,为致密结缔组织,其内有许多单分支管泡状腺称睑板腺,结构同皮脂腺。

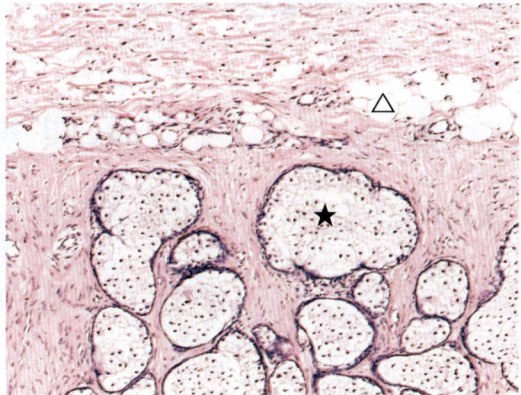

图 15-2　睑板腺(★)和睫腺(△)(HE,高倍)

睑结膜:由复层柱状上皮和薄层结缔组织组成。

【低倍镜下绘图】

名称:眼睑

标注:眼睑 5 层,睑板腺,睫腺。

四、示　　教

(一) 螺旋器(spiral organ)

【取材】　内耳脱钙切片

【染色】　HE

【低倍镜观察】　螺旋器位于三角形的膜蜗管的基底膜上,由支持细胞和毛细胞组成。支持细胞主要有柱细胞和指细胞。柱细胞排成两列,称内、外柱细胞,它们围成一个三角形的内隧道。内柱细胞的内侧有一列内指细胞,外柱细胞的外侧有 3~5 列外指细胞。每个指细胞的上方嵌着一个毛细胞,分别称为内、外毛细胞。毛细胞的游离面有听毛。

另外,在毛细胞的上方,可看到自螺旋缘伸来的红色胶质膜,称盖膜。

(二) 位觉斑(macula statica)

【取材】 内耳脱钙切片

【染色】 HE

【低倍镜观察】 位觉斑由椭圆囊外侧壁和球囊前壁黏膜局部增厚向腔内隆起而成。该处上皮细胞分支持细胞和毛细胞两种,支持细胞呈高柱状,核位于基底部;毛细胞位于支持细胞之间,基底部不达基底膜,游离面有纤毛,伸入表面染红色的位砂膜内,位砂膜浅层有深染的小颗粒即位砂。

(三) 壶腹嵴(crista ampullaris)

【取材】 内耳脱钙切片

【染色】 HE

【低倍镜观察】 壶腹嵴由膜性半规管壶腹壁黏膜局部增厚向腔内隆起而成。该处上皮细胞分支持细胞和毛细胞两种,支持细胞呈高柱状,核位于基底部;毛细胞夹在支持细胞之间,基底部不达基底膜,游离面有纤毛,纤毛较长,伸入浅面染红色的圆顶状壶腹帽内。

五、电 镜 照 片

【TEM 照片】 视杆细胞和视锥细胞,螺旋器毛细胞。

六、英 文 词 汇

cornea　角膜

iris　虹膜

retina　视网膜

pigment epithelial cell　色素上皮细胞

optic cell　视细胞

rod cell　视杆细胞

cone cell　视锥细胞

bipolar cell　双极细胞

ganglion cell　节细胞

central fovea　中央凹

optic disc　视盘

lens　晶状体

spiral organ　螺旋器

pillar cell　柱细胞

phalangeal cell　指细胞

hair cell　毛细胞

(赵圆宇　黄安培)

第16单元　人体胚胎学总论
(general embryology of human)

一、目 的 要 求

1. 掌握人胚早期发生过程。
2. 掌握胎膜与胎盘的形成、结构和功能。
3. 了解胚胎各期的外形特征。

二、思 考 题

1. 胚胎发生第一周主要有哪些过程？什么是植入？植入时滋养层有什么变化？
2. 胚胎发生第二周主要有哪些变化？
3. 胚胎发生第三周主要有哪些变化？
4. 胎膜有哪几种？胎盘由哪两部分构成？

三、观察胚胎早期发生模型

1. **受精卵**　其表面3个小球代表什么？
2. **卵裂,2细胞期**　两个卵裂球。
3. **卵裂,3细胞期**　3个卵裂球。思考为什么会形成3个卵裂球？
4. **桑葚胚**　已有16个卵裂球。此时透明带尚存在否？桑葚胚的体积是否比受精卵大？
5. **胚泡**　识别滋养层、内细胞群、胚泡腔、极滋养层。
6. 开始**植入**、**下胚层形成**　胚泡的极滋养层开始侵入子宫内膜，与子宫内膜接触处的滋养层向外增生形成合体滋养层。内细胞群面向胚泡腔的一侧分化出一层立方形的细胞，此即下胚层。
7. 进一步植入、**两胚层胚盘**形成　合体滋养层形成增多。下胚层的背侧形成上胚层和羊膜腔。上下胚层相贴形成两胚层胚盘。
8. 植入即将完成　合体滋养层即将覆盖整个胚泡表面。下胚层的腹侧形成初级卵黄囊。
9. 植入完成、**绒毛膜形成**　合体滋养层完全覆盖整个胚泡表面，其内侧为细胞滋养层，再内侧为胚外中胚层，以上三层共同构成绒毛膜。绒毛膜表面伸出许多突起称绒毛。羊膜腔背侧的胚外中胚层称体蒂。
10. **卵黄囊形成**　下胚层边缘向腹侧增生，逐渐形成一个新的囊即次级卵黄囊，简称卵黄囊。初级卵黄囊逐渐缩小。
11. **胚外体腔**形成　胚外中胚层内形成一个大腔即胚外体腔，胚外体腔把胚外中胚层分成壁层和脏层两部分。卵黄囊即将形成完整的囊,初级卵黄囊进一步缩小。

12. **第 2 周晚期**　卵黄囊完全形成,初级卵黄囊即将消失。体蒂由羊膜腔背侧移至胚体尾端。

13. **第 3 周初期**,辨认以下结构

(1) 绒毛膜和绒毛。

(2) 胚外中胚层壁层、脏层、胚外体腔、体蒂、血岛。

(3) 外胚层、原条、原结、原凹、羊膜腔。

(4) 中胚层、脊索、泄殖腔膜。

(5) 内胚层、卵黄囊、尿囊。

14. **第 3 周晚期**,辨认以下结构

(1) 外胚层、神经板。

(2) 轴旁中胚层、间介中胚层、侧中胚层壁层、脏层、胚内体腔、口咽膜、泄殖腔膜、生心区。

(3) 内胚层、卵黄囊、尿囊。

15. **第 4 周初期**,辨认以下结构

(1) 头褶、尾褶、侧褶。

(2) 神经沟、神经褶、神经管、前神经孔、后神经孔、表面外胚层、体节轮廓、神经嵴。

(3) 体节、间介中胚层、侧中胚层壁层、脏层、胚内体腔、心包腔。

(4) 卵黄蒂、尿囊、口咽膜、泄殖腔膜。

16. **第 4 周晚期**,辨认以下结构

(1) 神经管、表面外胚层、体节轮廓、神经嵴。

(2) 体节、间介中胚层、胚内体腔、心包腔。

(3) 卵黄蒂、尿囊、口咽膜、泄殖腔膜。

(4) 脐带及其各结构。

四、观察大体胚胎标本

1. 受精后第 8 周至第 38 周人胚胎标本。

2. 胎膜及胎盘标本。

3. 各种畸形标本。

五、观看胚胎学录像

观看人体胚胎学总论的录像。

六、英 文 词 汇

capacitation　获能

fertilization　受精

cleavage　卵裂

morula　桑葚胚

blastocyst　胚泡

implantation　植入

trophoblast　滋养层

decidua　蜕膜

embryonic disc　胚盘

ectoderm　外胚层

mesoderm　中胚层

endoderm　内胚层

fetal membrane　胎膜

chorion　绒毛膜

amnion　羊膜

yolk sac　卵黄囊

umbilical cord　脐带

placenta　胎盘

（黄安培）

第17单元 主要器官系统的发生

一、目 的 要 求

1. 掌握颜面的发生、消化和呼吸系统的发生、心脏的发生。
2. 了解泌尿和生殖系统的发生、神经系统与眼和耳的发生。

二、思 考 题

1. 口鼻和腭的发生有哪些原基？思考这些原基的来源和演变。
2. 原始消化管怎样形成的？前、中、后肠分别演变为什么结构？
3. 心脏怎样由直管演变为成体形态？心房、心室、动脉干与心球是怎样分隔的？

三、观察胚胎早期发生模型

1. **第4周初期**，辨认以下结构
(1) 头褶、尾褶、侧褶、鳃弓、鳃沟。
(2) 神经沟、神经褶、神经管、前神经孔、后神经孔、表面外胚层、体节轮廓、神经嵴。
(3) 体节、间介中胚层、前肾、中肾、侧中胚层壁层、脏层、胚内体腔。
(4) 心包腔、心球、心室、心房、静脉窦右角和左角。
(5) 前肠、中肠、后肠、卵黄蒂、尿囊、肝憩室。

2. **第4周晚期**，辨认以下结构
(1) 额鼻突、鳃弓、鳃沟、上颌突、下颌突、口凹、上肢芽、下肢芽。
(2) 前脑、中脑、菱脑、脊髓、视泡、耳泡、神经嵴。
(3) 体节、间介中胚层、中肾、体腔、心包腔、心脏各部分。
(4) 咽、咽囊、喉气管憩室、泄殖腔、泄殖腔膜。
(5) 脐带及其各结构。

3. **第5周初期**，辨认以下结构
(1) 额鼻突、鼻窝、外侧鼻突、内侧鼻突、鳃弓、鳃沟、上颌突、下颌突、口凹、眼原基。
(2) 端脑、间脑、中脑、后脑、末脑、视杯、晶状体泡、耳泡、神经节。
(3) 心包腔、胸膜腔、腹膜腔、心脏各部、中肾、输尿管芽、后肾。
(4) 咽囊、喉气管憩室、肺芽、食管、胃、肝、胆囊、腹胰、背胰；中肠、卵黄蒂、盲肠突；泄殖腔、尿囊、泄殖腔膜。
(5) 脐带及其各结构。

四、观察心脏发生模型

1. 心脏外形演变

（1）球室袢形成，心管呈 U 形。

（2）心管呈 S 形。

（3）心房移到心室头侧。

（4）心脏外形形成。

2. 心脏冠状切面

（1）心球和心室冠状切面。

（2）背侧心内膜垫，第一房间隔，第一房间孔，室间隔肌部，室间孔，腔静脉瓣。

（3）心房分隔完成（第一房间孔关闭，第二房间孔形成，第二房间隔和卵圆孔形成），室间孔缩小，房室瓣开始形成。

（4）出生后的心脏。

3. 心球和心室冠状切面，左右心房矢状切面

（1）背腹心内膜垫，第一房间隔，第一房间孔，室间隔肌部，室间孔，球嵴原基。

（2）背腹心内膜垫，第一房间孔缩小，第二房间孔呈筛状，第二房间隔开始出现，球嵴形成。

（3）第二房间隔下延，卵圆孔形成，室间隔膜部形成，室间孔缩小。

（4）第二房间隔继续下延，卵圆孔缩小，室间孔关闭，主动脉弓和右锁骨下动脉形成。

五、观看胚胎学录像

1. 观看颜面发生的录像。

2. 观看消化和呼吸系统发生的录像。

3. 观看心脏发生的录像。

六、英　文　词　汇

nasal pit　鼻窝

stomodeum　口凹

primitive gut　原始消化管

urorectal septum　尿直肠隔

hepatic diverticulum　肝憩室

laryngotracheal diverticulum　喉气管憩室

mesonephric duct　中肾管

ureteric bud　输尿管芽

metanephrogenic tissue　生后肾组织

genital ridge　生殖腺嵴

paramesonephric duct　中肾旁管

bulbus cordis 心球

sinus venosus 静脉窦

endocardiac cushion 心内膜垫

foramen ovale 卵圆孔

truncus arteriosus 动脉干

aortico-pulmonary septum 主动脉肺动脉隔

optic cup 视杯

lens vesicle 晶状体泡

otic vesicle 听泡

（黄安培）

附录1 组织学标本复习要点

1. **疏松结缔组织铺片** 成纤维细胞,巨噬细胞,胶原纤维,弹性纤维,基质。
2. **骨切片** 骨陷窝,骨小管,骨单位,中央管,间骨板,穿通管。
3. **血涂片** 红细胞,中性粒细胞,嗜酸粒细胞,淋巴细胞,单核细胞,血小板。
4. **骨骼肌** 骨骼肌纤维纵切面——肌细胞核、横纹;骨骼肌纤维横切面——肌细胞核、肌原纤维。
5. **脊髓** 白质——有髓神经纤维、神经胶质细胞;灰质——神经元、尼氏体、神经胶质细胞。
6. **神经** 神经纵切面——郎飞结、轴突、髓鞘、神经膜;神经横切面——轴突、髓鞘、神经膜、神经束膜、神经外膜。
7. **心脏** 心内膜——内皮、内皮下层、心内膜下层、浦肯野纤维;心肌层——心肌纤维纵切面、心肌纤维横切面;心外膜——脂肪组织、结缔组织、间皮。
8. **中等动、静脉**
中动脉:内膜——内皮、内皮下层、内弹性膜;中膜——平滑肌;外膜——外弹性膜、结缔组织。
中静脉:内膜、中膜、外膜。
9. **大动脉** 内膜;中膜——弹性膜、平滑肌;外膜。
10. **胸腺** 皮质,髓质,胸腺小体。
11. **淋巴结** 皮质——淋巴小结、生发中心、副皮质区、皮质淋巴窦;髓质——髓索、髓窦。
12. **脾** 白髓——淋巴小结、动脉周围淋巴鞘;红髓——脾索、脾血窦。
13. **垂体** 腺垂体远侧部——嗜酸性细胞、嗜碱性细胞、嫌色细胞;腺垂体中间部——滤泡、嗜碱性细胞;神经垂体——无髓神经纤维、垂体细胞、赫令体。
14. **甲状腺** 甲状腺滤泡——滤泡上皮细胞、滤泡胶质;滤泡旁细胞。
15. **肾上腺** 肾上腺皮质——球状带、束状带、网状带;肾上腺髓质——嗜铬细胞、血窦、中央静脉。
16. **无毛皮** 表皮——角质层、透明层、颗粒层、棘层、基底层;真皮——不规则的致密结缔组织、真皮乳头、触觉小体;皮下组织——脂肪组织、环层小体;汗腺——汗腺分泌部、汗腺导管。
17. **头皮** 表皮;真皮;皮下组织;毛——毛根、上皮性鞘、结缔组织性鞘、毛球、毛乳头、立毛肌;皮脂腺;汗腺。
18. **眼球** 纤维膜——角膜5层、巩膜;血管膜——虹膜、睫状体、脉络膜;视网膜——色素上皮层、视细胞层、双极细胞层、节细胞层;晶状体。
19. **食管** 黏膜——复层扁平上皮、固有层、黏膜肌;黏膜下层——食管腺;肌层——判断是骨骼肌或平滑肌;外膜——判断是纤维膜或浆膜。
20. **胃** 黏膜——单层柱状上皮、固有层、胃小凹、胃底腺、主细胞、壁细胞、黏膜肌;黏膜下层;肌层;外膜。
21. **回肠** 黏膜——绒毛、单层柱状上皮、吸收细胞、纹状缘、杯状细胞、中央乳糜管、小肠腺、淋巴组织、黏膜肌;黏膜下层;肌层——内环、外纵;外膜。

22. **结肠** 黏膜——单层柱状上皮、固有层、大肠腺、吸收细胞、杯状细胞、黏膜肌;黏膜下层;肌层;外膜。

23. **肝** 肝小叶——中央静脉、肝板、肝细胞、肝血窦;门管区——小叶间动脉、小叶间静脉、小叶间胆管。

24. **胰** 外分泌部——腺泡、导管;内分泌部——胰岛。

25. **气管** 黏膜——假复层纤毛柱状上皮、固有层;黏膜下层——混合腺;外膜——透明软骨、软骨基质、软骨陷窝、软骨细胞、软骨囊、同源细胞群、软骨膜。

26. **肺** 导气部——小支气管、细支气管;呼吸部——呼吸性支气管、肺泡管、肺泡囊、肺泡、肺泡隔。

27. **肾** 皮质——肾小体、血管球、肾小囊腔、肾小囊壁层、近曲小管、远曲小管、致密斑;髓质——细段、集合管。

28. **膀胱** 黏膜——皱襞、变移上皮、固有层;肌层;外膜。

29. **睾丸** 生精小管——支持细胞、精原细胞、初级精母细胞、精子细胞、精子;间质——睾丸间质细胞。

30. **卵巢** 皮质——原始卵泡、初级卵泡、次级卵泡、初级卵母细胞、卵泡细胞、透明带、颗粒层、卵泡腔、卵丘、放射冠、卵泡膜;髓质。

31. **子宫** 内膜——单层柱状上皮、固有层、子宫腺、分期;肌层——黏膜下层、中间层、血管、浆膜下层;外膜。

32. **长骨发生** 骺端——次级骨化中心、骺端软骨;骺板——软骨储备区、软骨增生区、软骨钙化区、成骨区;骨干——骨膜、骨领、骨小梁、骨髓、成骨细胞、破骨细胞。

33. **脊神经节** 神经元、尼氏体、卫星细胞、神经纤维。

34. **大脑** 皮质——分子层、外颗粒层、外锥体细胞层、内颗粒层、内锥体细胞层、多形细胞层;髓质。

35. **小脑** 皮质——分子层、浦肯野细胞层、颗粒层;髓质。

36. **眼睑** 皮肤——睫毛、睑缘腺、睑腺;皮下组织;肌层;睑板——睑板腺;睑结膜。

37. **舌** 舌黏膜——复层扁平上皮、固有层、舌乳头、味蕾;舌肌——骨骼肌纤维纵切面、骨骼肌纤维横切面。

38. **十二指肠** 黏膜——绒毛、单层柱状上皮、固有层、中央乳糜管、小肠腺、黏膜肌;黏膜下层——十二指肠腺;肌层;外膜。

39. **阑尾** 黏膜——单层柱状上皮、固有层、大肠腺、淋巴组织、黏膜肌;黏膜下层;肌层、外膜。

40. **舌下腺** 黏液性腺泡,混合液腺泡,浆半月,导管。

41. **胆囊** 黏膜——皱襞、单层柱状上皮、固有层、黏膜窦;肌层;外膜。

42. **输尿管** 黏膜——皱襞、变移上皮、固有层;肌层;外膜。

43. **输精管** 黏膜——假复层柱状上皮、固有层;肌层;外膜。

44. **前列腺** 腺泡——腺泡上皮、前列腺凝固体;腺泡间结缔组织。

45. **输卵管** 黏膜——皱襞、单层柱状上皮、固有层;肌层;外膜。

(黄安培)

附录 2 思考题参考答案

第 1 单元 组织学与胚胎学基本实验技能

1. 实验课前必须做好哪些准备工作？

答：①看教学计划表，了解实验项目。②复习有关理论课的内容。③预习实验教程，了解观察内容，主要结构的位置、形态特点。④准备好各种实验用具：显微镜、标本、教材、实验教程、笔记、绘图用具等。⑤穿好工作服。

2. 你怎样保证不损坏和遗失标本？

答：①领取标本时检查有无缺损。②不观察的标本总是放在标本盒内，不能放在桌子上，更不能夹在书中。③标本盒放在安全的地方。④观察标本时，一定正面向上。⑤正确操作显微镜。⑥下课前，记住把显微镜上的标本取下来，把标本清理好，交还给教师。

3. HE 染色的标本可看到细胞的哪些结构？各被什么染料染色？染成什么颜色？是嗜酸性或嗜碱性？

答：HE 染色的标本可看到细胞核和细胞质。细胞核嗜碱性，被苏木素染成紫蓝色。细胞质一般嗜酸性，被伊红染成粉红色。但若细胞质内粗面内质网或游离核糖体丰富，就变为嗜碱性、染成紫蓝色了。

在细胞核可看到核膜、异染色质、核仁。

细胞质内的细胞器用 HE 染色一般看不见，但若细胞质内粗面内质网或游离核糖体密集成堆，则可看到染成紫蓝色的点状或块状的物质。有的细胞质内可见到分泌颗粒、异物颗粒、色素颗粒等，随颗粒性质不同而呈现不同的颜色。

（杜己萍　黄安培）

第 2 单元 上皮组织和固有结缔组织

1. 如何根据上皮的分布和结构特点在器官的切片中找到上皮组织？

答：上皮的主要结构特点是细胞多，细胞形态比较规则，细胞排列紧密，细胞外基质很少。被覆上皮呈膜状或层状，覆盖于身体表面、衬贴在体内有腔器官内表面。腺上皮则分布于腺体内。

根据上皮的这些特点，我们在镜下寻找切片中的被覆上皮，应该在器官的表面或有腔器官的腔面寻找，并根据上皮组织的结构特点、细胞层数、细胞形态等判断所找到的结构是否上皮组织，是哪一种上皮组织。

腺上皮则应该在各种大小腺体中寻找。

2. 在 HE 染色的切片上如何区别假复层纤毛柱状上皮、未角化的复层扁平上皮和变移上皮？

答：(1) 根据上皮的厚度、细胞排列的层数。未角化的复层扁平上皮最厚，细胞排列的层数最多；假复层纤毛柱状上皮则较薄。

(2) 根据上皮细胞的形状。变移上皮表层细胞大而厚，游离面一侧的胞质浓缩而染深红色;未角化的复层扁平上皮浅面的数层细胞呈扁平形。

（3）根据上皮表面是否有纤毛。只有假复层纤毛柱状上皮表面可见到纤毛。

3. 在铺片上可看到疏松结缔组织的哪些纤维？哪些细胞？各有何特点？

答：胶原纤维呈粉红色,较粗,直行或波浪状。

弹性纤维呈紫蓝色,细丝状,直行,末端常卷曲。

成纤维细胞的核较大呈椭圆形,染粉红色(经苏木素复染的标本细胞核呈紫蓝色),细胞外隐约可见浅粉红色的细胞质。

巨噬细胞的核较小较圆,染粉红色(经苏木素复染的标本细胞核呈紫蓝色),细胞质中有很多蓝色的吞噬颗粒。

（彭　彬　黄安培）

第 3 单元　骨和血液

1. 骨陷窝、骨小管、中央管和穿通管内各装的什么结构？

答：骨陷窝内装的是骨细胞的胞体,骨小管内装的是骨细胞的突起,中央管和穿通管内装的是血管、神经和少量结缔组织。

2. 在长骨发生切片上,如何根据其形态结构特点来划分长骨纵向生长过程中所形成的四个区？

答：首先从位置上区分,从次级骨化中心向骨干方向,依次为软骨储备区、软骨增生区、软骨钙化区、成骨区。再从结构特点上区分。

软骨储备区:软骨细胞较小,分散存在。

软骨增生区:软骨细胞扁平形,形成一串串并列纵行的软骨细胞柱。

软骨钙化区:软骨细胞变大变圆,并逐渐死亡,软骨基质强嗜碱性。

成骨区:形成条索状的过渡型骨小梁,其中央是钙化的软骨基质,表面有骨组织形成。

3. 根据什么将白细胞分为两大类？各包括哪些细胞？各有何结构特点？

答：根据白细胞的细胞质内有无特殊颗粒,将其分为有粒白细胞、无粒白细胞。根据有粒白细胞内特殊颗粒的染色特性,将其分为中性粒细胞、嗜酸粒细胞和嗜碱粒细胞。无粒白细胞分为单核细胞和淋巴细胞。

中性粒细胞:核呈杆状或分叶状,胞质内的特殊颗粒小、分布均匀,染色浅淡。

嗜酸粒细胞:核多为 2 叶,胞质内的特殊颗粒粗大、大小一致、分布均匀、染成鲜红色。

嗜碱粒细胞:核分叶、呈 S 形或不规则形,胞质内的特殊颗粒大小不等、分布不均、染成蓝紫色。

单核细胞:体积最大,核呈肾形、马蹄形或不规则形,胞质丰富,弱嗜碱性而呈灰蓝色。

淋巴细胞:核为圆形,一侧常有浅凹,着色深。胞质很少,嗜碱性,呈蔚蓝色。

（彭　彬　黄安培）

第 4 单元　神经组织

1. 光镜下观察神经元胞体有何特殊结构？其实质是什么？有何功能？

答:尼氏体位于神经元胞体和树突的胞质内,嗜碱性,呈紫蓝色斑块状或细颗粒状;其实质是发达的粗面内质网和游离核糖体聚集而成;功能为合成更新细胞器所需的结构蛋白、合成神经递质所需的酶类以及肽类的神经调质。

2. 树突与轴突在结构上有何区别? 何为轴丘? 如何识别?

答:树突——每个神经元有一至多个树突,分枝多,呈树枝状;树突内含尼氏体,染色较深。

轴突——每个神经元有一个并且只有一个轴突,较树突细、直径较均匀、分支较少;轴突内无尼氏体,染色较浅。

轴丘——神经元胞体发出轴突的部位,呈圆锥形,此区也无尼氏体,染色较浅。

3. 髓鞘是如何形成的? 有何功能? 在 HE 染色切片上髓鞘为何呈空泡状?

答:髓鞘的形成在周围和中枢神经系统稍有不同。在周围神经系统的有髓神经纤维的形成过程中,伴随轴突的生长,施万细胞表面凹陷成纵沟,沟两侧的细胞膜贴合形成轴突系膜。此后系膜不断伸长并旋转卷绕轴突,在轴突周围形成许多同心圆环绕的板层膜,即髓鞘。在中枢神经系统,髓鞘是由少突胶质细胞的突起包绕轴突形成的。

髓鞘的功能是绝缘、保护、加快神经冲动的传导。

髓鞘的化学成分主要是髓磷脂,其中类脂质约占80%。HE 染色标本制备时,髓鞘中类脂质被溶解,故呈空泡状。

(彭　彬　黄安培)

第 5 单元　肌组织和循环系统

1. 光镜下三种肌组织(包括纵、横切面)有何区别?

答:三种肌组织纵切面的主要区别要点,是肌纤维的形态、有无横纹、细胞核的位置和数量。

纵切面观察:骨骼肌肌纤维呈长条形;多个核,紧贴肌膜内面;横纹较明显。心肌肌纤维呈短柱状有分支;1～2个核,位于细胞中央;横纹不及骨骼肌的横纹明显;肌纤维间的连接处有时可见闰盘。平滑肌肌纤维呈细长梭形,中央粗,两端尖细;一个核,位于细胞中央;无横纹。

三种肌组织横切面都呈圆形或多边形,主要区别要点是:肌纤维大小,细胞核的位置和数量。

横切面观察:骨骼肌肌纤维横切面较大;核位于细胞边缘,1个或数个。心肌肌纤维横切面稍小;核居中央,核周胞质浅染。平滑肌肌纤维横切面最小;核居中。

2. 光镜下怎样区分循环系统的管道和其他管道?

答:循环系统管道的上皮是内皮(单层扁平上皮),有的管腔内可见血细胞。内皮很薄,呈细线状,细胞核小而扁,染色深,突向管腔。中、小动脉还常见内外弹性膜。

3. 光镜下怎样区分大动脉、中动脉和小动脉?

答:各种动脉的主要区别是中膜的结构,以及有无明显的内、外弹性膜。大动脉中膜主要由数十层弹性膜组成,无明显内、外弹性膜。中动脉中膜主要由十几层以上的平滑肌构成,有明显内、外弹性膜。小动脉中膜有数层平滑肌纤维,内弹性膜较明显,外弹性膜常不明显。

4. 光镜下如何区分心内膜和心外膜?

答:心内、外膜表面均覆有单层扁平上皮。区别在于心内膜较薄,常略凹,结构较细密,可见浦肯野纤维;心外膜较厚,常稍凸,结构较疏松,心外膜中常有成群的脂肪细胞。

(张仁东　黄安培)

第 6 单元　免疫系统

1. 胸腺中有无淋巴小结,为什么? 光镜下胸腺小体有什么特征?

答:胸腺中没有淋巴小结,因为淋巴小结主要由 B 淋巴细胞组成,而胸腺内是分化发育中的各期 T 淋巴细胞,而 T 淋巴细胞不形成淋巴小结。胸腺小体位于胸腺髓质中,散在,大小不等,由数层扁平的胸腺小体上皮细胞同心圆状环绕而成;胸腺小体周边的细胞有核,中央的细胞已角化,核消失,胞质染成深红色。

2. 详细比较淋巴结和脾在光镜结构上的异同。

答:淋巴结被膜下方紫蓝色的为皮质,中央色浅部分为髓质。脾不分皮质和髓质,实质中散在、细胞密集的紫蓝色团块是白髓,其他染成紫红色、呈网状的区域是红髓。淋巴结有副皮质区,脾有动脉周围淋巴鞘。淋巴结有皮质淋巴窦,脾没有该结构。淋巴结髓索和髓窦(髓质淋巴窦)均不见红细胞,脾索和脾血窦则含大量的血细胞。

(张仁东　黄安培)

第 7 单元　消化管

1. 光镜下食管、胃、回肠和结肠的黏膜结构有何区别?

答:消化管的黏膜都分为上皮、固有层和黏膜肌层三层,主要区别在于上皮的类型和上皮细胞的种类不同,固有层中的腺体和淋巴组织的差别。

食管黏膜表面为未角化的复层扁平上皮,固有层中无腺体,但可见食管腺的导管。

胃黏膜表面和胃小凹表面都覆盖着单层柱状上皮,上皮细胞为表面黏液细胞,顶部的细胞质染色很浅;无杯状细胞;固有层内充满密集的胃底腺,可以识别主细胞与壁细胞。

回肠腔面有许多绒毛,绒毛表面为单层柱状上皮,柱状细胞嗜酸性,其间有杯状细胞,柱状细胞游离面有纹状缘;固有层中有小肠腺,腺上皮为单层柱状,吸收细胞之间也夹有杯状细胞,可见潘氏细胞;固有层中还常见集合淋巴小结。

结肠无绒毛,表面为单层柱状上皮,柱状细胞间夹有大量的杯状细胞;固有层内有密集的大肠腺,腺上皮也为单层柱状上皮,也有大量的杯状细胞;固有层中可见孤立淋巴小结。

2. 皱襞、绒毛、微绒毛、纹状缘有何区别?

答:皱襞为消化管的黏膜和黏膜下层共同向腔面的突起,大,肉眼即可见较大的隆起。

绒毛是小肠的特征性结构,由上皮和固有层共同向腔面的突起,肉眼可见是很细的突起,光镜观察可见其各种成分。

微绒毛是上皮细胞游离面伸出的指状突起,由胞膜和胞质共同突出形成,光镜下不可见,电镜才能观察到;但在小肠吸收细胞游离面的微绒毛排列密集,呈现为光镜下可见的一条深红色的带状结构,即纹状缘。

3. 怎样区别胃小凹与胃底腺?

答:胃黏膜表面的凹陷是胃小凹,胃小凹深面的固有层内含密集的胃底腺。

胃小凹的表面是单层柱状上皮,上皮细胞为表面黏液细胞,顶部的细胞质染色很浅,使胃小凹看起来很大。

胃底腺呈管状,切片上被横切、纵切和斜切成不同形态,几乎看不见管腔,最多是主细胞和壁细胞,是胃小凹没有的,染色比表面黏液细胞深。

(张仁东 黄安培)

第8单元 消化腺

1. 光镜下如何识别中央静脉? 小叶间静脉、小叶间动脉和小叶间胆管的结构有什么区别?

答:中央静脉位于肝小叶中央,管腔一般较大,近似圆形,管壁不完整,周围结缔组织很少,无其他管道伴行。小叶间静脉、小叶间动脉和小叶间胆管位于相邻肝小叶之间的门管区,三种管道伴行。小叶间静脉腔大,不规则,管壁薄;小叶间动脉腔小而圆,内皮外有环形平滑肌;小叶间胆管的管腔较小,管壁为单层立方上皮,核圆,着色较深,排列较密,胞质色淡。

2. 胰腺泡细胞的光镜结构有什么特点? HE 染色如何识别胰岛?

答:胰腺泡细胞为浆液性细胞,细胞呈锥体形;基底部嗜碱性,顶部含有很多染成红色的分泌颗粒;核圆,位于细胞近基底部。胰岛分散在腺泡间,为大小不等的细胞团,HE 染色较浅,细胞较小,细胞排列成团索状,细胞之间有丰富的毛细血管。

3. HE 染色标本中怎样区别黏液性细胞和浆液性细胞?

答:黏液性细胞的核为扁圆形,位于细胞基底部,大部分胞质呈空泡状,染色浅淡;浆液性细胞的核为圆形,位于细胞近基底部,细胞基底部嗜碱性,顶部含有很多染成红色的分泌颗粒。

(文晓红 黄安培)

第9单元 软骨和呼吸系统

1. 试比较透明软骨、弹性软骨和纤维软骨在光镜结构上的异同。

答:透明软骨、弹性软骨和纤维软骨的软骨基质内都可见软骨陷窝,内装软骨细胞,还可见同源细胞群。但透明软骨的软骨基质内为交织排列的胶原原纤维,纤维细且折光率与基质相同,于 HE 染色切片不能分辨,因此呈半透明状。弹性软骨的软骨基质内为许多交织成网的弹性纤维(用弹性染色可见),弹性纤维在软骨陷窝周围特别密集。纤维软骨的软骨基质内为大量粗大成束的胶原纤维束,纤维束平行或交叉排列,软骨陷窝位于胶原纤维束之间,成行或散在分布,数量较少,软骨囊不明显,软骨细胞较小,同源细胞群少见。

2. 气管和食管的结构有何不同?

答:气管管壁从内向外依次为黏膜、黏膜下层和外膜,三层之间没有明显的分界;黏膜分为两层,表面为假复层纤毛柱状上皮,深面为固有层;黏膜下层含有混合腺(浆液性和黏液性分泌部及其导管);外膜有"C"形透明软骨环。食管管壁从内向外依次为黏膜、黏膜下层、肌层和外膜,四层之间有较明显的分界;黏膜与黏膜下层一起向腔面凸出形成皱襞;黏膜分为三层,从内向外依次为未角化的复层扁平上皮、固有层和黏膜肌层;黏膜下层含有食管腺(腺细胞为黏液性细胞);肌层为内环、外纵两层;外膜属纤维膜。

3. 光镜下如何识别细支气管？肺泡管和肺泡囊有什么区别？

答：细支气管的管径细、管壁薄，黏膜常形成皱襞突入管腔，管壁分层已不明显；上皮由假复层纤毛柱状逐渐变为单层纤毛柱状；管壁的杯状细胞、腺体和软骨片很少或消失，环形平滑肌纤维增多。肺泡囊是多个肺泡围成，即多个肺泡共同开口所围成的空间为肺泡囊；肺泡管也是由多个肺泡围成，但在相邻肺泡开口处的肺泡隔末端有粉红色的结节状膨大，这样的结节状膨大所围成的管壁很不完整的通道，即为肺泡管。

（文晓红　黄安培）

第 10 单元　泌尿系统

1. 光镜下怎样区别近曲小管和远曲小管？

答：近曲小管的管腔小而不规则；管壁厚，由单层锥体形上皮细胞组成，细胞较大，分界不清，细胞质着色较红；上皮细胞腔面有高低不平的染成红色的刷状缘。远曲小管的管腔较大而规则；管壁由单层立方上皮构成，细胞较小，管壁较薄，细胞质着色较浅；游离面无刷状缘。

2. 光镜下如何识别致密斑？集合管的光镜结构有什么特点？

答：仔细寻找靠近肾小体血管极处的远端小管断面，可见其靠血管极的管壁上皮细胞呈高柱状，核椭圆形，排列密集、整齐，位于近细胞顶部，此即致密斑。集合管的管腔最大，管壁较厚，由单层立方、单层柱状或单层高柱状上皮围成，细胞体积大，胞质着色浅而明亮，细胞之间分界较清楚。

3. 试比较输尿管和膀胱壁在光镜结构上的异同。

答：输尿管和膀胱壁从内向外都分为黏膜、肌层和外膜；黏膜都分为两层，表面为变移上皮，深面为固有层。但膀胱壁各层更厚，黏膜层形成的皱襞较不规则；肌层特别发达，由内纵、中环和外纵三层平滑肌构成，各层肌纤维分界不清；外膜一般被覆间皮。输尿管黏膜形成多条纵形皱襞，因此管腔狭小呈星形；肌层由环形和纵形排列的平滑肌束构成，可能为内纵、外环两层，也可能为内纵、中环、外环三层，这取决于取材部位；外膜为疏松结缔组织，无明显外界。

（文晓红　黄安培）

第 11 单元　男性生殖系统

1. 不同生精小管断面内的生精细胞种类相同吗？为什么？

答：正常成年睾丸生精小管的管壁（生精上皮）内包含 3 种生精细胞，即精原细胞以及由此产生的精母细胞和精子细胞。生精小管（管壁）的断面上均可见这 3 种细胞。不过，这 3 种细胞有不同的发育时期，且不同发育时期的细胞组合有一定的周期性。例如，某个位置的生精上皮内如果有早期球形精子细胞存在，那么在其近腔侧一般都同时可见晚期长形精子细胞。如果没有球形精子细胞，那么一般都可见中期精子细胞（形状介于球形与长形之间），但见不到长形精子细胞——它已释放到生精小管腔内（形成精子）。此外，与球形精子细胞并存的精母细胞一般都是中期的精母细胞，而与中期精子细胞并存的精母细胞一般既有较晚期（较大）的精母细胞又有较早期的精母细胞（较小，近基膜侧）。因此，不同生精小管断面上,可见不同发育时期的生精细胞组合。

2. 生精小管内支持细胞和生精细胞两者的空间分布关系。

答:支持细胞(英文文献一般称之为 Sertoli 细胞;一层,细胞核近基膜侧,胞质形状极为不规则)包绕所有生精细胞(多层),或者说,所有生精细胞镶嵌在支持细胞上。打个比喻,支持细胞和生精细胞好比混凝土中的泥沙和石头。

3. 睾丸间质内的间质细胞有什么形态特征(与其他细胞相比)?与生精小管内的精子发生有什么联系?

答:间质细胞(英文文献一般称之为 Leydig 细胞)位于间质内,是间质内最大的细胞,近似球形,成群分布;细胞核也近似球形,大致位于细胞中央;胞质内富含脂滴(合成睾酮的原料)。间质细胞合成、分泌雄激素——睾酮,因此维持生精小管内的精子发生。

(郭　洋　杨正伟)

第 12 单元　女性生殖系统

1. 光镜下如何区别原始卵泡、初级卵泡和次级卵泡?

答:所有卵泡的基本结构都是由中央一个卵母细胞及周围的许多卵泡细胞组成。在镜下识别各级卵泡,主要从卵泡的位置、大小、卵泡细胞的形态和层数、卵泡腔的有无等进行区别。原始卵泡的位置最靠近皮质浅层,数量多,体积小,卵泡细胞为一单层扁平细胞贴附在卵母细胞外。原始卵泡一旦发育,其卵泡细胞由单层扁平细胞变为单层立方或柱状,或增殖成多层,这时就称为初级卵泡。初级卵泡和次级卵泡的主要区别在于后者出现了卵泡腔。

2. 一个正常未婚女子在月经周期第 20 天时,其卵巢和子宫内膜各有哪些结构特点?

答:子宫内膜的月经周期变化分为三个期,月经期(第 1~4 天)、增生期(第 5~14 天)、分泌期(第 15~28 天)。一个正常未婚女子在月经周期第 20 天时,子宫内膜正处于分泌期。子宫内膜分泌期的结构特点是内膜增厚,呈海绵状;子宫腺较多、较密集,腺腔扩大,形态弯曲不规则,腔内常见嗜酸性分泌物;内膜中螺旋动脉长、弯曲,伸达内膜表面;固有层出现水肿现象。此时卵巢处于黄体期,在卵巢内可见较大的黄体,它是由排卵后卵泡壁及卵泡膜细胞增大分化而成的内分泌细胞团。

3. 怎样识别增生期子宫内膜和分泌期子宫内膜?

答:增生期子宫内膜,子宫腺较少,腺腔较直,狭窄且规则,子宫腺腺细胞染色较深。螺旋动脉位于基底层的深部。

分泌期子宫内膜,内膜进一步增厚,呈海绵状。子宫腺较多、较密集,腺腔扩大,形态弯曲不规则,腔内常见嗜酸性分泌物,腺细胞的胞质着色较浅。内膜中螺旋动脉长、弯曲,伸达内膜表面,血管腔内充满红细胞,称为充血。在固有层细胞间可见红色的均质状液体即为水肿现象,并可见有较多的白细胞。

(李　静　黄安培)

第 13 单元　皮肤

1. 皮肤分哪几层?表皮、真皮和皮下组织各由什么组织构成?

答:皮肤分为两层,即表皮和真皮。表皮属于上皮组织,为角化的复层扁平上皮。真皮浅层为乳头层,主要是疏松结缔组织;真皮深层为网织层,较厚,是典型的不规则致密结缔组织。皮下组织在真皮深部,主要是疏松结缔组织,与真皮的区别主要在于其富含脂肪组织。

2. 表皮有哪几种细胞?分布在什么位置?各有何功能?真皮分哪两层?二者有何不同?

答:表皮由两类细胞组成,一类是角质形成细胞,占表皮细胞的大多数,它们在分化中合成大量角蛋白,细胞角化并脱落,由深到浅可分为五层(基底层、棘层、颗粒层、透明层、角质层);另一类细胞为非角质形成细胞,数量少,分散存在于角蛋白形成细胞之间,包括黑素细胞、朗格汉斯细胞和梅克尔细胞,它们各有特别的功能,与表皮角化无直接关系。黑素细胞分布在表皮的基底层细胞间,能生成黑色素,黑色素能吸收和散射紫外线,可保护表皮深层的幼稚细胞不受辐射损伤。朗格汉斯细胞分散在表皮的棘细胞之间,能识别、结合和处理侵入皮肤的抗原,并把抗原传送给 T 细胞,是皮肤免疫功能的重要细胞。梅克尔细胞数量很少,大多位于表皮基底细胞之间,细胞基底面与感觉神经末梢形成类似于突触的结构,故认为这种细胞能感受触觉刺激。

真皮可分为乳头层和网织层两层。真皮浅层为乳头层,主要是疏松结缔组织,有丰富的毛细血管,某些乳头内可见触觉小体。真皮深层为网织层,较厚,是典型的不规则致密结缔组织,纤维粗大成束,纵横交织。网织层内除有血管、大小不等的神经纤维束、环层小体外,还有许多汗腺分泌部和导管的断面。

3. 光镜下指皮与头皮结构有何不同?

答:指皮属于无毛皮,表皮中的五层结构完整。浅层的角质层呈均质状,染成红色,较厚;真皮乳头内可见触觉小体,真皮和皮下组织内可见较多的汗腺及环层小体。

头皮的表皮较薄,基底层细胞中常可见较多棕黑色的黑素颗粒;棘层比指皮薄,棘细胞的胞质中也可见黑素颗粒;透明层和颗粒层不明显;角质层很薄,染成粉红色;头皮的真皮及皮下组织内可见毛根、立毛肌、皮脂腺等。

4. 光镜下如何区别皮脂腺和汗腺?怎样区分汗腺的分泌部与导管?

答:可以从位置和形态来区别皮脂腺和汗腺。皮脂腺位于毛囊和立毛肌之间,而汗腺位于真皮深层和皮下组织中,多成群存在。

皮脂腺的分泌部呈泡状,染色浅;导管短,与毛囊相连。

汗腺呈单管状腺,盘曲成团。汗腺的分泌部管较粗,位于真皮深层和皮下组织中,由单层锥体形细胞组成,染色较浅;导管部管腔较细而直,由两层立方形细胞组成,细胞小而染色较深,导管由真皮深部上行,穿过表皮,形成纵行的隧道,开口于皮肤表面的汗孔。

(李 静 黄安培)

第 14 单元 内分泌系统

1. 甲状腺滤泡上皮细胞的细胞核有的圆,有的扁,为什么?滤泡内胶质和上皮细胞之间的空泡是怎样形成的?

答:甲状腺滤泡上皮细胞的形态与所处的功能状态是相关的,当滤泡上皮细胞处于功能活跃期,也即合成、分泌甲状腺激素的时候,细胞核内 DNA 合成、转录功能活跃,因此细胞核形态较圆、染色较浅;功能活跃的滤泡上皮细胞的整个形态均为染色浅、细胞较高。当滤泡上皮细胞处于功能静止期时,细胞变矮,细胞核变扁。滤泡内胶质和上皮细胞间的空泡是由于滤泡上皮细胞重吸收碘化后的胶质而形成的。

2. 请结合肾上腺皮质简述分泌类固醇激素细胞形态结构上有哪些共同的特点?

答:肾上腺皮质的内分泌细胞都是分泌类固醇激素的细胞,其中束状带的细胞结构最典型。分泌类固醇激素细胞体积较大,形状为多边形,无分泌颗粒;细胞质内滑面内质网和管状嵴的线粒体丰富,因此细胞质一般嗜酸性;由于胞质内富含脂滴,在 HE 染色中脂滴溶解留下空泡,因此胞质染色浅。

(赵圆宇　黄安培)

第 15 单元　眼和耳

1. 请结合眼球壁和眼球内容物的结构,简述光线在眼球内透射和形成神经冲动的过程。

答:光线经角膜、前房、瞳孔、后房、晶状体、玻璃体传入到眼内到达视网膜,再穿过视网膜的节细胞层和双极细胞层到达视细胞(视锥细胞和视杆细胞);视网膜视锥细胞和视杆细胞产生的神经冲动,经双极细胞的突起传到节细胞,节细胞的突起形成视神经,将神经冲动传到脑内。

2. 膜蜗管有哪 3 个壁? 螺旋器有哪几种支持细胞和感觉细胞? 听弦和盖膜在哪个位置? 起什么作用?

答:膜蜗管的顶壁为前庭膜,外侧壁为血管纹,底壁由骨螺旋板和基底膜共同构成。基底膜面向膜蜗管的上皮局部增厚形成螺旋器。螺旋器的支持细胞主要有两种:柱细胞(包括内柱细胞和外柱细胞)和指细胞(包括内指细胞和外指细胞)。螺旋器的感觉细胞为毛细胞,包括内毛细胞和外毛细胞。听弦在基底膜内,能与声波发生共振。盖膜由螺旋缘伸出,覆盖于螺旋器上;当螺旋器与声波共振时,盖膜刺激毛细胞产生兴奋,信息经耳蜗神经传至中枢,产生听觉。

(赵圆宇　黄安培)

第 16 单元　人体胚胎学总论

1. 胚胎发生第一周主要有哪些过程? 什么是植入? 植入时滋养层有什么变化?

答:胚胎发生第一周主要是受精、卵裂、桑葚胚形成、桑葚胚进入子宫腔、桑葚胚发育为胚泡、胚泡透明带消失、胚泡开始植入。植入是指胚泡进入子宫内膜的过程。植入过程中滋养层由一层变为两层,外层细胞界线消失,称合体滋养层;内层细胞界限清楚,称细胞滋养层。

2. 胚胎发生第二周主要有哪些变化?

答:①植入完成,三部分蜕膜形成。②胚泡内细胞群演变为两胚层胚盘。③羊膜腔和卵黄囊形成。④胚外中胚层和胚外体腔形成。

(注:以上只是答题要点,详细解答请参阅理论教材有关内容)。

3. 胚胎发生第三周主要有哪些变化?

答:①原条、原沟、原结、原凹出现。②两胚层胚盘转变为三胚层胚盘。③脊索形成。④口咽膜和泄殖腔膜形成。

(注:以上只是答题要点,详细解答请参阅理论教材有关内容)。

4. 胎膜有哪几种？胎盘由哪两部分构成？

答：胎膜有 5 种，即绒毛膜、羊膜、卵黄囊、尿囊、脐带，它们都来自受精卵。胎盘由子体部分和母体部分构成，子体部分即丛密绒毛膜，母体部分即子宫基蜕膜。

（黄安培）

第 17 单元　主要器官系统的发生

1. 口鼻和腭的发生有哪些原基？思考这些原基的来源和演变。

答：发生口鼻的原基有：①额鼻突，来自脑泡腹侧的间充质局部增生，后来参与鼻梁和鼻尖的形成；②左右上颌突和左右下颌突，来自第一对鳃弓腹侧部分的分支，后来参与上下颌与上下唇的形成；③鼻板、鼻窝和内外侧鼻突，来自额鼻突下部两侧组织增生，后来参与人中、鼻腔、鼻翼的形成。

发生腭的原基有：①正中腭突，是左右内侧鼻突融合处向原始口腔内长出的一个短小突起，后来演化为腭前部的一小部分；②左右外侧腭突，是左右上颌突向原始口腔内长出的一对扁平的突起，后来形成腭的大部分。

2. 原始消化管怎样形成的？前、中、后肠分别演变为什么结构？

答：在人胚第 3～4 周时，随着头褶、尾褶和侧褶的出现和胚体的形成，内胚层被包卷进入胚体内，成为一条起自口咽膜，止于泄殖腔膜的纵行管道，称原始消化管，其头段称前肠，尾段称后肠，与卵黄囊相连的中段称中肠。

前肠主要分化为咽、食管、胃、十二指肠上段、肝、胆、胰、喉以下的呼吸系统；中肠分化为十二指肠中段至横结肠右 2/3 的肠管；后肠主要分化为横结肠左 1/3 至肛管上段的肠管。这些器官中的黏膜上皮、腺上皮和肺泡上皮来自内胚层，结缔组织、肌组织、血管内皮、浆膜间皮来自中胚层。

3. 心脏怎样由直管演变为成体形态？心房、心室、动脉干与心球是怎样分隔的？

答：心脏外形的演变过程包括：①心管的 4 个膨大；②心管 U 形弯曲（球室祥）；③心管 S 形弯曲；④心脏外形进一步演变。

心房的分隔过程包括：①第一房间隔形成，第一房间孔形成，第一房间孔关闭，第二房间孔形成；②第二房间隔形成，第二房间隔遮盖第二房间孔，卵圆孔形成；③卵圆孔瓣，血流方向；④出生后的改变。

心室的分隔过程包括：①室间隔肌部形成；②室间孔；③室间孔由室间隔膜部封闭；④室间隔膜部的 3 个来源。

动脉干与心球的分隔过程包括：①动脉干嵴与球嵴的发生；②动脉干嵴与球嵴愈合为主动脉肺动脉隔；③主动脉肺动脉隔把动脉干和心球分隔成肺动脉干和升主动脉；④肺动脉干和升主动脉互相缠绕。

（注：以上只是答题要点，详细解答请参阅理论教材有关内容）。

（黄安培）

附录3 组织学与胚胎学模拟试题

组织学与胚胎学模拟试题 1

一、**A型题**：每道考题下方有 5 个备选答案，每道考题从备选答案中选一个最正确的答案。

（每小题 0.5 分，共 10 分）

1. 杯状细胞可以见于
   A. 假复层纤毛柱状上皮　　　B. 单层扁平上皮　　　C. 变移上皮
   D. 复层扁平上皮　　　E. 单层立方上皮

2. 具有封闭作用的细胞连接是
   A. 紧密连接　　　B. 中间连接　　　C. 桥粒
   D. 缝隙连接　　　E. 半桥粒

3. 下列哪一点不是被覆上皮的结构特点？
   A. 细胞排列紧密，细胞外基质很少　　　B. 细胞呈现明显的极性
   C. 上皮藉基膜与深部结缔组织相连　　　D. 含丰富的毛细血管
   E. 含丰富的神经末梢

4. 观察血细胞常用的方法是
   A. 石蜡切片、HE 染色　　　B. 冰冻切片、HE 染色　　　C. 涂片、HE 染色
   D. 涂片、Wright 或 Giemsa 染色　　　E. 石蜡切片、Wright 或 Giemsa 染色

5. 关于中性粒细胞的叙述，哪项是错误的
   A. 细胞核均呈分叶状　　　B. 光镜下，颗粒细小，染淡紫红色
   C. 特殊颗粒内含吞噬素、溶菌酶等　　　D. 嗜天青颗粒较大，数量少
   E. 嗜天青颗粒是溶酶体

6. 关于血小板描述正确的是
   A. 是有核的细胞　　　B. 细胞直径 $7\sim8\mu m$
   C. 胞质中有嗜碱性的特殊颗粒　　　D. 胞质的特殊颗粒含组胺和肝素
   E. 在止血和凝血过程中起重要作用

7. 连续毛细血管的超微结构特点是
   A. 有紧密连接，基膜完整，吞饮小泡少　　　B. 有紧密连接，基膜完整，许多吞饮小泡
   C. 细胞间隙窄，基膜完整　　　D. 基膜不完整
   E. 内皮有孔，基膜完整

8. 动脉中膜内能分泌基质和纤维的细胞是
   A. 成纤维细胞　　　B. 间充质细胞　　　C. 内皮细胞
   D. 平滑肌细胞　　　E. 以上都不是

9. 静脉的结构特点哪项是错误的？
   A. 3 层膜界限清楚　　　B. 管壁较薄而管腔较大

C. 内弹性膜不发达或缺如　　　　　　D. 中膜薄,平滑肌稀疏

E. 外膜较厚

10. 关于浆膜的描述哪项是正确的?

A. 即单层扁平上皮　　　　　　　　　B. 由内皮覆盖薄层结缔组织构成

C. 由薄层结缔组织和间皮构成　　　　D. 构成消化管各段的外膜

E. 可分泌黏液,润滑器官表面

11. 胃黏膜的上皮细胞

A. 主要是分泌黏液的杯状细胞　　　　B. 顶部胞质含大量黏原颗粒

C. 细胞质嗜酸性较强　　　　　　　　D. 分泌的黏液中含高浓度 H^+

E. 脱落后由主细胞增殖补充

12. 结肠不同于小肠的主要结构是

A. 无皱襞,无绒毛,杯状细胞多　　　　B. 无皱襞,绒毛稀少,杯状细胞多

C. 绒毛稀少,肠腺和杯状细胞多　　　　D. 无绒毛,肠腺和杯状细胞多

E. 无绒毛,杯状细胞多

13. HE 染色时,肾近端小管曲部的细胞界限不清的原因在于

A. 细胞膜极薄　　　　　　　B. 细胞膜易于溶解　　　　　　C. 细胞间质极少

D. 相邻细胞侧突互相嵌合　　E. 细胞质嗜色性太弱

14. 上皮细胞基底面上纵纹发达的是

A. 近端小管　　　　　　　　B. 远端小管　　　　　　　　　C. 髓祥

D. 细段　　　　　　　　　　E. 集合管

15. 生精小管内最先形成的单倍体细胞是

A. 精原细胞　　　　　　　　B. 初级精母细胞　　　　　　　C. 次级精母细胞

D. 精子细胞　　　　　　　　E. 精子

16. 具有 46,XY 染色体和 4n DNA 的生精细胞是

A. 精原细胞　　　　　　　　B. 初级精母细胞　　　　　　　C. 次级精母细胞

D. 精子细胞　　　　　　　　E. Leydig 细胞

17. 表皮细胞之间的主要细胞连接是

A. 紧密连接　　　　　　　　B. 半桥粒　　　　　　　　　　C. 桥粒

D. 中间连接　　　　　　　　E. 缝隙连接

18. 表皮基底细胞的主要特点

A. 游离核糖体丰富　　　　　　　　　B. 含嗜碱性透明角质颗粒

C. 胞质有张力丝(角蛋白丝)　　　　　D. 含嗜碱性透明角质颗粒和张力丝

E. 含张力丝和丰富的游离核糖体

19. 排卵以后,卵子受精能力可以维持

A. 6～12 小时　　　　　　　B. 12～24 小时　　　　　　　C. 24～48 小时

D. 48～72 小时　　　　　　　E. 3～5 天

20. 关于单卵双胎结果的描述,哪一项不可能?

A. 均为男性　　　　　　　　B. 均为女性　　　　　　　　　C. 性别各异

D. 可能发生联体畸形　　　　E. 可能发生寄生胎

二、**B 型题**:每组备选答案下方有 5 道考题,每道考题从备选答案中选一个最正确的答案。

（每小题 0.5 分,共 30 分）

| A. 微绒毛 | B. 纤毛 | C. 质膜内褶 |
| D. 半桥粒 | E. 中间连接 | |

21. 纹状缘的组成

22. 将上皮连于基膜的结构

23. 可在细胞间传递收缩力

24. 细胞基底部转运水和电解质的结构

25. 功能主要是摆动

| A. 合成抗体 | B. 参与过敏反应 | C. 提呈抗原信息 |
| D. 高分化能力 | E. 分泌蛋白多糖 | |

26. 肥大细胞

27. 间充质细胞

28. 巨噬细胞

29. 浆细胞

30. 成纤维细胞

| A. macrophage | B. plasma cell | C. mast cell |
| D. fibroblast | E. undifferentiated mesenchymal cell | |

31. 含大量溶酶体

32. 由 B 淋巴细胞转化而来

33. 可增殖分化为平滑肌细胞

34. 细胞表面有很多 IgE 受体

35. 固有结缔组织的主要细胞成分

| A. 红细胞 | B. 血小板 | C. 网织红细胞 |
| D. 淋巴细胞 | E. 以上都不对 | |

36. 杆状核或分叶核

37. 双凸圆盘状

38. 能合成血红蛋白

39. 有分裂分化能力

40. 吞噬抗原-抗体复合物

| A. 轴质 | B. 神经内膜 | C. 髓鞘 |
| D. 轴膜 | E. 以上都不对 | |

41. 传导冲动

42. 由疏松结缔组织构成

43. 由脂肪组织构成

44. 加快冲动的传导

45. 有顺向和逆向的物质运输功能

A. synaptic vesicle   B. myelin sheath   C. Ranvier node
D. motor end plate   E. none of the above

46. 为一种细胞连接
47. 由多层神经胶质细胞的细胞膜构成
48. 专门装载神经递质
49. 有髓神经纤维上冲动得以传递的地方
50. 是支配肌细胞收缩和腺细胞分泌的神经末梢

A. 胸腺   B. 脾   C. 胸腺和脾
D. 脾和淋巴结   E. 胸腺、脾和淋巴结

51. 有白髓和红髓
52. 属周围淋巴器官
53. 有同心圆排列的细胞
54. 有血窦
55. 有巨噬细胞

A. cortical sinus   B. lymphoid nodule   C. splenic cord
D. paracortex zone   E. medullary cord

56. 生发中心位于
57. 有毛细血管后微静脉
58. 淋巴循环的通道
59. 含大量红细胞
60. 属于髓质

A. 单层扁平上皮   B. 单层立方上皮   C. 复层扁平上皮
D. 单层柱状上皮,有杯状细胞   E. 单层柱状上皮,无杯状细胞

61. 食管腔面
62. 胃腔面
63. 小肠腔面
64. 结肠腔面
65. 大动脉腔面

A. parietal cell   B. chief cell   C. endocrine cell
D. goblet cell   E. absorptive cell

66. 分泌黏液
67. 分泌胃蛋白酶原
68. 有纹状缘
69. 分泌盐酸

70. 分泌内因子

A. 内皮　　　　　　　　　B. 间皮　　　　　　　　　C. 角化的复层扁平上皮
D. 假复层纤毛柱状上皮　　E. 以上都不对

71. 气管上皮

72. 小肠外表面上皮

73. 肺泡上皮

74. 毛细血管上皮

75. 身体表面上皮

A. 近曲小管　　　　　　　B. 远曲小管　　　　　　　C. 远端小管直部
D. 乳头管　　　　　　　　E. 以上都不对

76. 质膜内褶最发达的是

77. 微绒毛最发达的是

78. 光镜下细胞分界最清楚的是

79. 离子交换的主要部位

80. 变移上皮围成

三、是非题：正确的叙述划"√"，错误的叙述划"×"。（每小题 0.5 分，共 20 分）

81. 免疫组织化学的基本原理是利用抗原与抗体特异性结合的特点，检测组织中某种肽或蛋白质的分布。

82. 细胞核内主要含核酸，故对酸性染料伊红的亲和力强。

83. 造血干细胞最早起源于胚胎时期卵黄囊的血岛。

84. 网织红细胞的胞核很小。

85. 血浆渗透压过高时，过多水分进入红细胞内而引起溶血。

86. 心脏也具有内分泌功能。

87. 内弹性膜由密集的弹性纤维组成。

88. 血管外膜结缔组织含浆细胞较多，属于浆膜。

89. 心内膜从内向外可分为内皮、内皮下层、内弹性膜三层。

90. 大动脉中膜主要含多层弹性膜，又称弹性动脉。

91. 肝门管区内有小叶间静脉、小叶间动脉、胆小管三种管道。

92. 肝细胞血窦面有发达的微绒毛，利于进行物质交换。

93. 肝血窦内皮通透性大，血液中各种成分均可通过。

94. 胰岛 A 细胞分泌的激素使血糖升高。

95. 正常胰不发生自我消化是因为其分泌的消化酶原未被激活。

96. 近曲小管、细段和远曲小管共同构成髓袢（肾单位袢）。

97. 近曲小管上皮腔面有大量密集排列的微绒毛，故近曲小管有很强的重吸收功能。

98. 肾小囊是形似杯状的双层囊，内层为单层扁平上皮，外层为单层立方上皮。

99. 致密斑是远端小管上皮形成的一个椭圆形斑，细胞呈高柱状，排列紧密。

100. 肾滤过膜由有孔内皮、内皮基膜、足细胞基膜和足细胞裂孔膜构成。

101. 生精小管是产生精子的场所。直精小管和睾丸网不能产生新的精子。

102. 精子头部前 2/3 覆有顶体,后者实际上是一个很大的溶酶体。

103. 由于初级精母细胞第一次成熟分裂经历时间长,故在切片中可看到大量初级精母细胞。

104. 从精原细胞发育成为精子的过程称为精子形成。

105. 睾丸生精小管的基膜明显,基膜外有胶原纤维和肌样细胞(类肌细胞)。

106. 卵泡排卵后留在卵巢内的结构演变为黄体,它能分泌雌激素和孕激素。

107. 卵泡分泌雌激素的功能是由颗粒细胞和膜细胞相互协调完成的。

108. 次级卵泡内含次级卵母细胞。

109. 月经周期从排卵日算起,依次经过月经期、增生期和分泌期。

110. 月经周期的第 15～28 天,子宫内膜处于分泌期,此时卵巢内正是卵泡生长成熟阶段。

111. 下丘脑和神经垂体在结构和功能上都是一个整体。

112. 垂体神经部的赫令体在电镜下为发达的粗面内质网和游离核糖体。

113. 腺垂体远侧部腺细胞的分泌活动受下丘脑神经元分泌的激素的调节。

114. 肾上腺皮质球状带分泌的醛固酮,能作用于近曲小管,使其重吸收 Na^+ 及排出 K^+。

115. 甲状旁腺分泌的降钙素能促进成骨细胞的活动而使血钙下降。

116. 直肠和肛管都来自后肠,腔面的上皮都来自内胚层。

117. 原始消化管与泌尿系、生殖系的发生都有关系。

118. 肝和胆囊都来自肝憩室,肝憩室又来自前肠。

119. 泄殖腔为后肠末端膨大部分,腹侧与尿囊相连。

120. 空肠、回肠、升结肠都来自中肠。

四、填空题(每空 0.5 分,共 25 分)

121. 软骨生长的方式有_____和_____两种。

122. Purkinje fibers 主要位于_____层,功能_____。

123. 单核-吞噬细胞系统包括血液内的_____细胞,机体各处的_____细胞,神经组织内的_____细胞,骨组织内的_____细胞等。

124. 电镜下胃底腺壁细胞胞质中有_____和_____两种特异性结构,参与其合成和分泌功能。

125. 肝细胞滑面内质网有_____、_____、_____、_____、_____五种功能。

126. Ⅱ型肺泡细胞电镜下最显著的特征是含_____,能分泌_____。

127. 肺泡隔是指_____,其内含丰富的毛细血管,主要功能是_____;含大量_____能帮助呼气。

128. 球旁细胞由_____形成,其作用是_____。

129. 精子头部主要含_____和_____,尾部的轴心是_____,由_____构成。

130. 角膜内不含血管,其营养由_____和_____供给。

131. 受精的地点一般在_____。受精后第三天形成_____,接着形成_____。

132. 原条的位置在_____,原条最主要的作用是_____。

133. 胎儿血与母体血进行物质交换所通过的结构称_____,包括_____、

_____、_____、_____四层结构。

134. 鳃膜位于_____与_____之间。

135. 前腭裂是由于_____与_____未愈合所致。

136. 输尿管芽从_____发出,输尿管芽能诱导_____的_____胚层组织形成_____。

137. 视杯外层主要演变为_____,内层主要演变为_____。

138. 听泡来自_____胚层,受_____的诱导。

五、EXPLANATIONS(每小题 2.5 分,共 5 分)

139. ground substance

140. bile canaliculi

六、QUESTIONS(每小题 5 分,共 10 分)

141. Please explain the structures and functions of the transverse tubule and sarcoplasmic reticulum.

142. State the partitioning of the primitive atrium.

组织学与胚胎学模拟试题 2

一、A 型题:每道考题下方有 5 个备选答案,每道考题从备选答案中选一个最正确的答案。(每小题 0.5 分,共 10 分)。

1. 变移上皮分布在
   A. 食管   B. 膀胱   C. 气管
   D. 胃   E. 子宫

2. 有交换物质功能的细胞连接是
   A. 紧密连接   B. 中间连接   C. 桥粒
   D. 缝隙连接   E. 半桥粒

3. 微绒毛最重要的结构特点是内含
   A. 微管   B. 微丝   C. 微体
   D. 微管和微丝   E. 微管和微体

4. 网织红细胞的结构特点是
   A. 含少量核糖体   B. 细胞核固缩   C. 含较多滑面内质网
   D. 含少量的高尔基复合体 E. 含少量的粗面内质网

5. 白细胞的正常值,哪一项错误
   A. 中性粒细胞 50%~70%   B. 嗜酸粒细胞 6%~10%   C. 嗜碱粒细胞 0~1%
   D. 淋巴细胞 25%~30%   E. 单核细胞 3%~8%

6. 关于嗜酸粒细胞描述正确的是
   A. 胞质的特殊颗粒含有组胺   B. 在发生急性细菌性炎症时显著增多
   C. 来自多核巨细胞   D. 细胞核常分 4~5 叶
   E. 在过敏性疾病和寄生虫病时增多

7. 毛细血管管壁的构成是
   A. 内膜、中膜和外膜   B. 内皮、基膜和 1~2 个平滑肌细胞

C. 内皮和少量结缔组织　　　　D. 内皮和基膜

E. 内皮、基膜、少量平滑肌细胞

8. 心外膜的组成是

A. 结缔组织　　　　　　B. 间皮　　　　　　C. 脂肪组织

D. 间皮与结缔组织　　　E. 间皮与脂肪组织

9. 下列哪种结构不存在于动脉中膜内?

A. 成纤维细胞　　　　　B. 胶原纤维　　　　C. 弹性纤维

D. 基质　　　　　　　　E. 平滑肌纤维

10. 消化管皱襞是哪些结构突向管腔形成的?

A. 上皮突向管腔

B. 上皮和固有层突向管腔

C. 上皮、固有层和黏膜肌层突向管腔

D. 黏膜和黏膜下层突向管腔

E. 黏膜、黏膜下层和肌层突向管腔

11. 食管腺

A. 为浆液性腺　　　　　B. 为管状腺　　　　C. 分泌淀粉酶

D. 腺上皮为复层扁平上皮　E. 位于黏膜下层

12. Paneth cell 位于

A. 十二指肠腺　　　　　B. 小肠表面上皮　　C. 小肠腺

D. 大肠腺　　　　　　　E. 食管腺

13. 肾小体的组成是

A. 血管球和肾小囊　　　B. 肾小囊和肾小管　C. 血管球和肾小管

D. 血管球和球旁复合体　E. 以上都不对

14. 上皮细胞游离面上有刷状缘的是

A. 集合管　　　　　　　B. 细段　　　　　　C. 近端小管

D. 远端小管　　　　　　E. 髓袢

15. 青春期以前的生精小管中一般只有

A. 支持细胞　　　　　　B. 精原细胞　　　　C. 初级精母细胞

D. 支持细胞和精原细胞　E. 支持细胞和初级精母细胞

16. 关于初级精母细胞的描述错误的是

A. 位于精原细胞近腔侧　　B. 细胞大,核大而圆,染色质粗网状

C. 染色体组型为 46,XY　　D. 经两次成熟分裂形成 4 个次级精母细胞

E. 成熟分裂过程历时较长,故生精小管切面上易于见到

17. 手掌皮肤不含

A. 透明层　　　　　　　B. 真皮乳头　　　　C. 触觉小体

D. 汗腺　　　　　　　　E. 毛囊

18. 表皮的干细胞位于

A. 基底层　　　　　　　B. 棘层　　　　　　C. 颗粒层

D. 基底层和棘层　　　　E. 基底层和真皮乳头层

19. 非受精卵发育而来的组织结构是

A. 胚盘　　　　　　　　　　B. 脐带　　　　　　　　　　C. 羊膜

D. 蜕膜　　　　　　　　　　E. 绒毛膜

20.剪断脐带后从胎盘一端的切口流出的血液是

A. 胎儿的动脉血和静脉血

B. 母体的动脉血和胎儿的静脉血

C. 胎儿的动脉血和母体的静脉血

D. 胎儿和母体的动脉血和静脉血

E. 母体的动脉血和静脉血

二、**B 型题**：每组备选答案下方有 5 道考题，每道考题从备选答案中选一个最正确的答案。

（每小题 0.5 分，共 30 分）

A. desmosome　　　　　　　B. gap junction　　　　　　C. tight junction

D. simple cuboidal epithelium　E. simple columnar epithelium

21.肾小管上皮

22.结肠内表面上皮

23.最牢固的细胞连接

24.封闭细胞间隙的结构

25.传递信息

A. 中动脉　　　　　　　　　B. 小动脉　　　　　　　　　C. 大动脉

D. 中、小动脉　　　　　　　E. 大、中动脉

26.属于肌性动脉

27.中膜的弹性膜多

28.内、外弹性膜都明显

29.内皮下层较厚

30.股动脉属于

A. 内皮细胞有孔　　　　　　B. 内皮细胞间间隙大　　　　C. 基膜有孔

D. 内皮细胞内吞饮小泡多　　E. 有内弹性膜

31.连续毛细血管

32.有孔毛细血管

33.血窦的主要特点

34.胃肠黏膜的毛细血管

35.心脏的毛细血管

A. 黏液性腺　　　　　　　　B. 混合性腺　　　　　　　　C. 浆液性腺,有泡心细胞

D.浆液性腺,无泡心细胞　　　E. 以上均不是

36.腮腺

37.舌下腺

38.颌下腺

39.胰腺外分泌部

40.十二指肠腺

A. alveolar septum   B. bronchiole   C. pulmonary alveoli
D. pulmonary lobule   E. blood-air barrier
41.属于导气部
42.属于呼吸部
43.一条细支气管所属的肺组织
44.相邻肺泡间的结缔组织
45.肺泡与血液间气体交换的结构

A. 肾小体   B. 近曲小管   C. 远曲小管
D. 输尿管   E. 以上都不对
46.原尿重吸收的主要场所
47.原尿形成的场所
48.形成终尿
49.观察单层扁平上皮
50.重吸收功能受抗利尿激素和醛固酮的调节

A. spermatozoon   B. Sertoli cell   C. spermatogonium
D. spermatid   E. Leydig cell
51.位于睾丸间质
52.染色质高度浓缩
53.生精细胞中的干细胞
54.参与构成血-睾屏障
55.第二次成熟分裂后

A. dermis   B. epidermis   C. melanocyte
D. keratinocyte   E. fibroblast
56.含环层小体
57.由上皮组织构成
58.散在于基底细胞之间
59.真皮中最多的细胞
60.表皮中最多的细胞

A. 呆小病   B. 尿崩症   C.肢端肥大症
D. 黏液性水肿   E. 以上都不对
61.小儿垂体嗜酸性细胞功能低下可导致
62.成人甲状腺功能低下可导致
63.加压素释放减少可导致
64.小儿甲状腺功能低下可导致

65. 成人垂体嗜碱性细胞功能低下可导致

A. 甲状腺滤泡上皮细胞　　　　B. 甲状腺滤泡旁细胞　　　　C. 肾上腺皮质球状带

D. 肾上腺皮质束状带　　　　　E. 以上都不对

66. 分泌甲状腺素

67. 分泌糖皮质激素

68. 分泌降钙素

69. 分泌甲状旁腺素

70. 分泌盐皮质激素

A. 外胚层　　　　　　　　　　B. 内胚层　　　　　　　　　　C. 轴旁中胚层

D. 间介中胚层　　　　　　　　E. 侧中胚层

71. 体节来自

72. 神经管来自

73. 胰外分泌细胞来自

74. Leydig cell 来自

75. 肠壁肌层来自

A. 前肠　　　　　　　　　　　B. 中肠　　　　　　　　　　　C. 后肠

D. 前肠和中肠　　　　　　　　E. 中肠和后肠

76. 十二指肠来源于

77. 横结肠来源于

78. 胆囊来源于

79. 幽门部来源于

80. 回盲部来源于

三、是非题：正确的叙述划"√"，错误的叙述划"×"。（每小题0.5分，共20分）

81. 同一器官在不同位置或不同方向切片，呈现的结构可能不同。

82. 透射电镜下，吸附重金属多的结构，照片上呈黑色或深灰色，称电子密度高。

83. 上皮细胞基底面细胞膜和基膜一起陷入细胞内形成质膜内褶。

84. 有分泌功能的细胞叫腺细胞。

85. 复层扁平上皮的细胞层数多，保护作用强。

86. 体内的单层扁平上皮不是内皮就是间皮。

87. 纤毛内微丝的舒缩使纤毛能节律性摆动。

88. 血浆渗透压过高时，过多水分进入红细胞内而引起溶血。

89. 嗜碱粒细胞颗粒内含肝素和组胺等。

90. 血小板是骨髓巨核细胞脱落下来的胞质碎块，无核无细胞器。

91. 一条肌纤维就是一个肌细胞。

92. 肌质网是特化的粗面内质网，有储存和释放钙离子的作用。

93. 粗肌丝由肌球蛋白构成，细肌丝主要由肌动蛋白构成。

94. 心肌纤维的肌质网较骨骼肌纤维的稀疏，储钙能力较差。

95. 闰盘在电镜下是由缝隙连接、紧密连接和桥粒三者形成的连接复合体。

96. 轴突、树突和树突棘的表面都有细胞膜,内部都含细胞质。

97. 有髓神经纤维传导冲动的速度比无髓神经纤维快。

98. 在电突触神经冲动可双向传递,而在化学突触神经冲动一般只能单向传递。

99. 神经元胞体和突起内均含有尼氏体和神经原纤维。

100. 突触是一种特化的细胞连接,只发生在神经元突起之间。

101. 心脏的内、外表面均有单层扁平上皮。

102. 中动脉的主要功能是调节外周阻力。

103. 大动脉弹性好,收缩力强,可以帮助心脏射血。

104. 如在血管壁上看到明显的内弹性膜,则那段血管一定是动脉。

105. 从十二指肠至回肠末端,杯状细胞逐渐减少,而绒毛越来越发达。

106. 结肠绒毛少而短,与其吸收功能较弱相适应。

107. 小肠腺干细胞可分裂分化补充绒毛顶部脱落的吸收细胞和杯状细胞。

108. 小肠皱襞由黏膜和黏膜下层向肠腔突出形成。

109. 小肠腺与绒毛的上皮是连续的,小肠腺直接开口于肠腔。

110. 初级卵泡阶段,卵泡已出现透明带、卵泡膜和卵泡腔。

111. 原始卵泡位于卵巢皮质浅部,由卵原细胞和单层扁平的卵泡细胞组成。

112. 放射冠是紧贴卵母细胞的一层柱状细胞,来源于卵泡细胞。

113. 卵泡的闭锁只发生在原始卵泡阶段。

114. 次级卵母细胞能否完成第二次成熟分裂取决于排出的卵母细胞是否受精。

115. 如果植入的位置邻近子宫颈,则易形成前置胎盘。

116. 出现原条的一端是胚体的尾端。

117. 随着胚胎发育,原条继续增长,而脊索逐渐缩短消失。

118. 胚盘中轴的外胚层,在脊索诱导下增厚形成神经板。

119. 口咽膜和泄殖腔膜都无中胚层,只由内外胚层构成。

120. 基蜕膜指的是蜕膜的基底层,在蜕膜脱落时这部分蜕膜不脱落。

四、填空题(每空 0.5 分,共 25 分)

121. 电镜下基膜一般由_____、_____两层构成,主要功能是_____、_____、_____。

122. 网状组织由_____组成,分布在_____、_____。

123. 根据软骨基质内_____的不同,软骨分为_____、_____、_____三种。

124. 长骨干密质骨的骨板排列有_____、_____、_____三种。

125. 根据包卷轴突的_____是否形成_____,神经纤维可分为两种,其中有 Ranvier node 的是_____。

126. 电镜下神经原纤维由_____和_____组成,功能是_____和_____。

127. 中央乳糜管位于_____中央,是1~2条_____,主要功能_____。

128. 小肠相邻吸收细胞顶部之间有_____,主要功能是_____。

129. 卵泡膜来源于卵泡周围的_____,其内膜层主要含_____

130. 月经周期从＿＿＿＿＿＿＿起,依次分为＿＿＿＿＿＿＿、＿＿＿＿＿＿＿、＿＿＿＿＿＿＿。

131. 内耳三种感受器都是由＿＿＿＿＿＿＿、＿＿＿＿＿＿＿、＿＿＿＿＿＿＿组成。

132. 胚泡由＿＿＿＿＿＿＿进一步发育而来。

133. 鳃器包括＿＿＿＿＿＿＿、＿＿＿＿＿＿＿、＿＿＿＿＿＿＿、＿＿＿＿＿＿＿四种。

134. 后肾起源于＿＿＿＿＿＿＿和＿＿＿＿＿＿＿两个部分。分别形成肾的＿＿＿＿＿＿＿和＿＿＿＿＿＿＿。

135. 卵圆孔位于＿＿＿＿＿＿＿隔上,位置在＿＿＿＿＿＿＿。卵圆孔形成后,＿＿＿＿＿＿＿成为卵圆孔瓣。

136. 视泡起初由＿＿＿＿＿＿＿向两侧凸出。后来视泡近端伸长变细与＿＿＿＿＿＿＿相连。

五、EXPLANATIONS(每小题 2.5 分,共 5 分)

137. Purkinje fiber

138. podocyte

六、QUESTIONS(每小题 5 分,共 10 分)

139. Describe the formation, structure, function, types and final change of the corpus luteum.

140. State the structure and function of the placenta.

（黄安培）

附录4 模拟试题参考答案

组织学与胚胎学模拟试题 1

一、A 型题

1. A 2. A 3. D 4. D 5. A 6. E 7. B 8. D 9. A 10. C 11. B 12. D 13. D
14. B 15. C 16. B 17. C 18. E 19. B 20. C

二、B 型题

21. A 22. D 23. E 24. C 25. B 26. B 27. D 28. C 29. A 30. E 31. A 32. B
33. E 34. C 35. D 36. E 37. B 38. C 39. D 40. E 41. D 42. B 43. E 44. C
45. A 46. D 47. B 48. A 49. C 50. E 51. D 52. D 53. A 54. C 55. B 56. B
57. D 58. A 59. C 60. E 61. C 62. E 63. D 64. D 65. A 66. D 67. B 68. E
69. A 70. A 71. D 72. B 73. E 74. A 75. C 76. C 77. A 78. D 79. B
80. E

三、是非题

81. √ 82. × 83. √ 84. × 85. × 86. √ 87. × 88. × 89. × 90. √
91. × 92. √ 93. × 94. √ 95. × 96. × 97. √ 98. × 99. √ 100. ×
101. √ 102. √ 103. √ 104. × 105. √ 106. √ 107. √ 108. × 109. ×
110. × 111. √ 112. × 113. √ 114. × 115. × 116. × 117. √ 118. √
119. √ 120. √

四、填空题

121. 附加性生长 间质性生长
122. 心内膜下层 快速传递兴奋
123. 单核 巨噬 小胶质 破骨
124. 细胞内分泌小管 微管泡系统
125. 合成胆汁 脂类代谢 糖代谢 激素代谢 生物转化
126. 板层小体 表面活性物质
127. 相邻肺泡之间的结缔组织 气体交换 弹性纤维
128. 入球微动脉平滑肌变态 分泌肾素
129. 细胞核 顶体 轴丝 9组＋2 条微管
130. 房水 角膜缘的血管
131. 输卵管壶腹 桑椹胚 胚泡
132. 胚盘尾端中轴线上 诱导中胚层形成
133. 胎盘屏障 合体滋养层 细胞滋养层和基膜 薄层结缔组织 毛细血管内皮和基膜
134. 鳃沟 咽囊
135. 正中腭突 外侧腭突

136. 中肾管末端 中肾嵴尾端 中 生后肾组织

137. 视网膜色素上皮层 视网膜其余各层

138. 表面外 菱脑

五、EXPLANATIONS

139. ground substance

答：基质是由生物大分子构成的无定形胶状物,填充于结缔组织细胞和纤维之间。其生物大分子主要为蛋白多糖和纤维黏连蛋白。大量蛋白多糖聚合体形成许多微孔的分子筛,既有利于物质交换,又形成限制有害物质扩散的防御屏障。

140. bile canaliculi

答：胆小管是相邻两个肝细胞之间局部细胞膜凹陷形成的微细管道,在肝板内连接成网。电镜下,肝细胞的胆小管面形成许多微绒毛突入管腔,靠近胆小管的相邻肝细胞膜形成由紧密连接、桥粒等组成的连接复合体,可封闭胆小管周围的细胞间隙,防止胆汁外溢至细胞间或窦周隙。当肝细胞发生变性、坏死或胆道堵塞而内压增大时,胆小管的正常结构被破坏,胆汁则溢入窦周隙,继而进入肝血窦,造成黄疸。

六、QUESTIONS

141. Please explain the structures and functions of the transverse tubule and sarcoplasmic reticulum.

答：横小管是肌膜向肌质内凹陷形成的管状结构,其走向垂直于肌纤维长轴,在人类骨骼肌纤维位于明带与暗带交界处。同一平面上的横小管分支吻合,环绕每条肌原纤维,可将肌膜的兴奋迅速传导至肌纤维内部。

肌质网是特化的滑面内质网,位于横小管之间。其中部纵行包绕一段肌原纤维表面,称纵小管;两端膨大形成终池。在骨骼肌纤维,一条横小管与两侧的终池构成三联体,在此部位兴奋从横小管传递至肌质网。肌质网能储存和释放钙离子,从而调节肌纤维收缩。

142. State the partitioning of the primitive atrium.

答：胚第 4 周末,从原始心房顶壁背侧正中线长出一新月形的薄膜,叫第一房间隔。此隔沿心房背侧及腹侧壁向着心内膜垫方向生长,在其尾端游离缘与心内膜垫之间暂留一孔,叫第一房间孔。此孔逐渐变小,最后与心内膜垫融合而封闭。在第一房间孔被封闭之前,第一房间隔上部的中央形成若干小孔,逐渐融合成一个大孔,称第二房间孔。

胚第 5 周末,在第一房间隔的右侧,从心房顶壁腹侧又长出一较厚的半月形隔膜,叫第二房间隔,此隔也向心内膜垫方向生长,并遮盖第二房间孔。当其前、后缘与心内膜垫接触时,下方留下一卵圆孔。卵圆孔的左侧被第一房间隔遮盖,这部分第一房间隔称卵圆孔瓣。出生前,右心房的压力大于左心房,右心房的血液可冲开较薄的卵圆孔瓣,通过第二房间孔流入左心房。出生后,肺血循环建立,左心房压力增大,将第一房间隔推向第二房间隔,封闭了卵圆孔,当两隔逐渐愈合后形成完整的房间隔。

组织学与胚胎学模拟试题 2

一、A 型题

1. B 2. D 3. B 4. A 5. B 6. E 7. D 8. D 9. A 10. D 11. E 12. C 13. A 14. C 15. D 16. D 17. E 18. A 19. D 20. A

二、B 型题

21. D 22. E 23. A 24. C 25. B 26. D 27. C 28. A 29. C 30. A 31. D

32. A 33. B 34. A 35. D 36. D 37. B 38. B 39. C 40. A 41. B 42. C

43. D 44. A 45. E 46. B 47. A 48. E 49. A 50. C 51. E 52. A 53. C

54. B 55. D 56. A 57. B 58. C 59. E 60. D 61. E 62. D 63. B 64. A

65. D 66. A 67. D 68. B 69. E 70. C 71. C 72. A 73. B 74. D 75. E

76. D 77. E 78. A 79. A 80. B

三、是非题

81. √ 82. √ 83. × 84. × 85. √ 86. × 87. × 88. × 89. √ 90. ×

91. √ 92. × 93. √ 94. √ 95. × 96. √ 97. × 98. √ 99. × 100. ×

101. √ 102. × 103. × 104. √ 105. × 106. × 107. √ 108. √ 109. √

110. × 111. √ 112. × 113. √ 114. √ 115. √ 116. √ 117. √ 118. √

119. √ 120. ×

四、填空题

121. 基板 网板 支持 连接 半透膜

122. 网状细胞＋网状纤维＋基质 造血组织 淋巴组织

123. 纤维 透明软骨 弹性软骨 纤维软骨

124. 环骨板 骨单位 间骨板

125. 神经胶质细胞 髓鞘 有髓神经纤维

126. 神经丝 微管 支持 物质运输

127. 小肠绒毛 毛细淋巴管 运输脂肪

128. 连接复合体 封闭细胞间隙

129. 基质细胞密集 膜细胞

130. 月经来潮的第一天 月经期 增生期 分泌期

131. 支持细胞 毛细胞 胶质膜

132. 桑葚胚

133. 鳃弓 鳃沟 鳃膜 咽囊

134. 输尿管芽 生后肾组织 集合管 肾单位

135. 第二房间 第二房间孔尾侧 第一房间隔

136. 前脑 间脑

五、EXPLANATIONS

137. Purkinje fiber

答:浦肯野纤维组成房室束及其各级分支,位于心室的心内膜下层。浦肯野纤维是特殊的心肌细胞,其形态特点是:较普通心肌细胞短而宽,常见双核;胞质中有丰富的线粒体和糖原,而肌原纤维较少,且多位于细胞周边;细胞彼此间有较发达的缝隙连接。房室束分支末端的浦肯野纤维与普通心肌纤维相连接,将冲动传至心室各处。

138. podocyte

答:足细胞即肾小囊脏层(肾小囊内层)细胞。足细胞从胞体伸出几支大的初级突起,从初级突起上再分出许多指状的次级突起,相邻初级突起的次级突起互相嵌合成栅栏状,紧贴在毛细血管基膜外面。相邻次级突起之间有裂孔,孔上有裂孔膜封闭。裂孔膜参与滤过屏障的形成。

六、QUESTIONS

139. Describe the formation, structure, function, types and final change of the corpus luteum.

答：成熟卵泡破裂排卵后，残留在卵巢内的卵泡壁及结缔组织和毛细血管向卵泡腔内塌陷，在黄体生成素的作用下逐渐演变成体积较大、富含血管的细胞团，称黄体。其中的颗粒细胞分化为颗粒黄体细胞，位于黄体中央，数量多，细胞大，染色淡，分泌孕激素。膜细胞分化为膜黄体细胞，位于黄体周边，数量少，细胞小，染色深，与颗粒黄体细胞协同作用分泌雌激素。若排出的卵没有受精，黄体仅维持2周左右，称月经黄体；若卵受精，在胎盘分泌的绒毛膜促性腺激素的刺激下，黄体继续发育，称妊娠黄体，可维持4～6个月。黄体退化后被致密结缔组织取代，成为白体，最后逐渐退化消失。

140. State the structure and function of the placenta.

答：胎盘由胎儿的丛密绒毛膜和母体子宫基蜕膜共同组成。丛密绒毛膜表面有羊膜覆盖，丛密绒毛膜的结缔组织中有脐血管的分支。由丛密绒毛膜发出40～60根绒毛干，绒毛干又发出许多细小绒毛。脐血管的分支沿绒毛干进入绒毛内，形成毛细血管，内含胎儿血液。绒毛干周围为绒毛间隙，子宫螺旋动脉与子宫静脉开口于绒毛间隙，故绒毛间隙内充满了母体血液，绒毛直接浸泡在母血中。基蜕膜构成的短隔伸入到绒毛间隙中，称胎盘隔，是胎盘小叶之间的分界，每个胎盘小叶含1～4根绒毛干及其分支。

胎盘主要有物质交换和内分泌两大功能。

物质交换：胎儿血与母体血在胎盘内通过胎盘屏障进行物质交换。胎盘屏障由合体滋养层、细胞滋养层和基膜、绒毛内薄层结缔组织及毛细血管基膜和内皮组成。

内分泌功能：胎盘的合体滋养层主要分泌4种激素。①绒毛膜促性腺激素，其作用与黄体生成素类似，能促进母体卵巢内黄体的生长发育，以维持妊娠。②胎盘催乳素，既能促使母体乳腺生长发育，又可促进胎儿的生长发育。③雌激素。④孕激素。后两种激素对后期维持妊娠起着重要作用。

（黄安培）